INSTITUT ROYAL

DES

SOURDS-MUETS ET DES AVEUGLES

DE LIÉGE.

NOTICE HISTORIQUE,

RÉGLEMENT, PROGRAMMES

ET DOCUMENTS STATISTIQUES.

Publication offerte

AUX BIENFAITEURS DE L'ÉTABLISSEMENT,

ET ACCOMPAGNÉE DE DEUX ÉTUDES

sur le SOURD-MUET et l'AVEUGLE.

par M. le professeur DURUP de BALEINE.

LIÉGE,

H. DESSAIN, IMPRIMEUR-LIBRAIRE,

PLACE St-LAMBERT, N° 9-23.

1859.

INSTITUT ROYAL

DES SOURDS-MUETS ET DES AVEUGLES

DE LIÉGE.

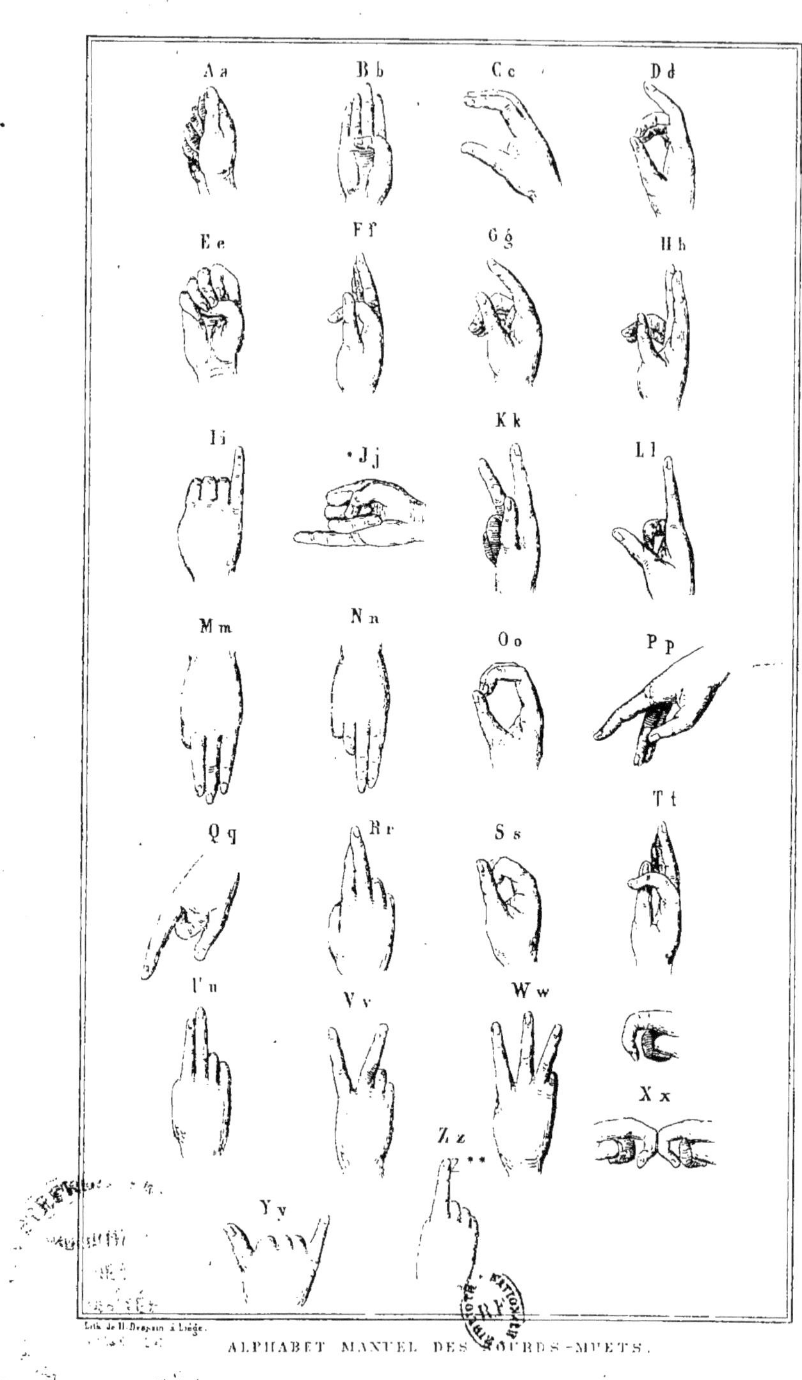

Lith. de H. Dessain à Liége.

ALPHABET MANUEL DES SOURDS-MUETS.

INSTITUT ROYAL

DES

SOURDS-MUETS ET DES AVEUGLES

DE LIÉGE.

NOTICE HISTORIQUE,

RÈGLEMENT. PROGRAMMES

ET DOCUMENTS STATISTIQUES.

Publication offerte

AUX BIENFAITEURS DE L'ÉTABLISSEMENT,

ET ACCOMPAGNÉE DE DEUX ÉTUDES

sur le SOURD-MUET et l'AVEUGLE.

par M. le professeur DURUP de BALEINE.

—⟫⟪—

LIÉGE,

H. DESSAIN, IMPRIMEUR-LIBRAIRE,

PLACE St-LAMBERT, N° 9-28.

—

1859.

AUX BIENFAITEURS DE L'INSTITUT.

Il était d'usage, il y a quelques années, de distribuer aux personnes généreuses qui contribuent à soutenir l'Institut des sourds-muets et des aveugles, à Liége, des rapports paraissant à époques fixes, et contenant le compte-rendu de la situation, la chronique de l'établissement, etc. La Commission administrative entrait de cette manière en relation directe avec les souscripteurs, le zèle de ces derniers ne se ralentissait point, l'Institut recevait de plus fréquentes visites et ses professeurs puisaient, dans ces sympathies nombreuses, un nouveau stimulant. La dernière communication de ce genre remonte à 1851, époque des dernières séances publiques. Depuis lors, de grandes améliorations ont été introduites dans le régime des deux maisons, tant sous le rapport de l'instruction qu'au point de vue du régime intérieur, et cependant la

Commission a gardé le silence. Elle croit devoir à cet égard, au moment de donner de nouveau signe de vie, quelques explications aux amis des malheureux infirmes placés sous sa protection.

Les sept dernières années ont été pour l'Institut des années d'épreuve, et sa situation financière est encore loin d'être satisfaisante. On sait que les frais de pension, très modiques d'ailleurs, surtout en égard au renchérissement de toutes les denrées, dépassent de près d'un quart les sommes payées par le Gouvernement, les provinces et les communes rurales (la ville de Liége fait exception, et elle alloue, en outre, un subside à l'Institut, ainsi que le Département de l'Intérieur et la province de Liége, — ce qui sert principalement à la rétribution du personnel). Il suit de là que plus le nombre des élèves augmente, plus sont lourdes les charges qui pèsent sur la Commission. Les souscriptions privées devraient combler la différence : mais hélas ! les temps sont durs et il y a tant de misères à soulager ! Les sources de la bienfaisance ne sont point taries, mais les bienfaits se dispersent et la part de chacun est de plus en plus minime. A cette cause de gêne est venue s'ajouter une série de difficultés d'un autre genre. Un certain nombre de communes rurales, en retard de paiement, ont opposé la force d'inertie aux plus justes réclamations. Il a fallu, de la part de l'administration provinciale de Liége, un déploiement extraordinaire d'énergie pour les forcer enfin à s'exécuter; mais lors même qu'on est parvenu à les décider, l'équilibre des recettes et des dépenses n'a pu être rétabli que momentanément, et ce qui reste à recouvrer est désormais très peu de chose. Ainsi de nouveaux embarras sont encore imminents, —

si la charité privée ne vient de nouveau en aide à l'Institut.

Cependant malgré cette pénurie de ressources, la Commission a dû chaque année augmenter son budget, tant il y avait à pourvoir à d'impérieux besoins moraux et matériels. Dans cet état de choses, elle a dû réaliser des économies de toute nature et s'abstenir, entre autres, de toute publicité ; ses comptes ont été d'ailleurs insérés, tous les ans, dans l'*Exposé de la situation administrative de la province de Liége*. Aujourd'hui, elle n'a pas encore atteint une situation normale et elle n'est pas sans crainte pour l'avenir : mais peut-elle indéfiniment laisser l'indifférence se propager autour d'elle, et ne doit-elle pas, après tout, un témoignage de reconnaissance aux fidèles bienfaiteurs de l'Institut ? Elle a donc pris la résolution de leur faire connaître, et le bien qu'elle a tâché de faire, et les résultats qu'elle attend de la réforme des programmes de l'enseignement, réforme appuyée d'un côté sur l'expérience acquise, de l'autre sur l'étude comparée des meilleures et des plus récentes méthodes. Elle s'est dit qu'en définitive la charité liégeoise ne voudrait pas laisser compromise l'existence d'une institution éminemment utile, lorsqu'une bien faible contribution suffirait à lui assurer un lendemain. Elle s'est dit que sa constante sollicitude pour le bien de ses pupilles serait peut-être encouragée par un redoublement de sympathie en faveur de ces pauvres déshérités ; elle s'est dit enfin que le tableau des difficultés à vaincre, pour éveiller à la lumière ces jeunes âmes qui n'ont que des sens imparfaits pour communiquer avec le monde, toucherait infailliblement tous les cœurs susceptibles d'un sentiment de pitié. Elle publie donc sans phrases, simplement, l'exposé des faits, ses règlements, son programme et sa statistique ; elle fait connaître un moyen bien simple et trop ignoré d'accomplir une bonne œuvre, elle signale l'urgence et l'importance des plus minimes secours. Puissent tous les amis de l'humanité souffrante entendre son appel ! Puisse-t-il lui être donné de tirer des ténèbres de l'esprit, dans la sphère de son activité, tous ceux qui n'ont pas des yeux pour voir ou des oreilles pour entendre ! Hélas ! Un bien petit nombre de sourds-muets et surtout d'aveugles reçoivent aujourd'hui la première instruction, et le temps est loin encore où les *Instituts* seront devenus inutiles, lorsque tous les instituteurs de village mettront en pratique les ingénieuses et simples méthodes si clairement formulées, et appliquées avec autant de tact que de talent et de profonde science par M. l'abbé Carton (1) !

Les améliorations introduites dans le régime de l'Institut, dans le cours des dernières années, sont de plusieurs sortes. On se contentera de mentionner ici la création d'un gymnase, d'une si haute importance dans un établissement de ce genre ; le développement donné dans les derniers temps à l'enseignement élémentaire des beaux-arts ; et enfin, avec la réforme générale des programmes d'études, l'emploi d'une méthode uniforme dans les deux écoles. Grâce à la munificence de M. Visschers, resté membre de la Commission, malgré son séjour dans la capitale, et toujours préoccupé du progrès des pauvres infirmes qui ont déjà contracté envers lui une si grande

(1) L'instruction des sourds-muets mise à la portée des instituteurs et des parents (ouvrage couronné). Bruxelles et Paris, 1856, in 12°. Un petit livre d'or.

dette de reconnaissance, l'enseignement intuitif et les études géographiques ont été, en particulier, sensiblement perfectionnés. La bibliothèque de l'Institut s'est également ment enrichie d'un certain nombre d'ouvrages utiles aux professeurs et aux élèves. Au point de vue professionnel, l'organisation des ateliers a été l'objet de diverses mesures : mais les fonds dont la Commission dispose sont encore trop minimes pour qu'elle puisse réaliser de si tôt ses projets. C'est ainsi qu'il a fallu ajourner l'établissement d'un atelier de lithographie, à l'instar de ce qui existe dans plusieurs autres institutions de sourds-muets. Mais encore une fois les meilleures intentions ne peuvent suffire ; lorsqu'on est perpétuellement préoccupé du lendemain, lorsque chaque admission d'élève impose une charge nouvelle, il est difficile de ne pas quelquefois s'arrêter quand on voudrait marcher en avant. Invitons de nombreux visiteurs à venir se convaincre que l'établissement est dans une bonne voie, et qu'il ne lui manque qu'un peu d'aisance pour répondre tout-à-fait dignement à son but ! Au moyen des documents ci-joints, ils pourront suivre l'éveil graduel de l'intelligence et du sens moral dans ces jeunes âmes trop longtemps livrées à l'abandon, sous l'empire d'étroits préjugés ; et en reconnaissant qu'il est possible de les rendre à la société et d'en faire des hommes utiles, ils comprendront qu'une belle occasion leur est offerte de mettre en pratique les divins préceptes. Au surplus la Commission compte renouer sous peu la série de ses séances publiques, qui ont toujours en pour effet d'acquérir de nouveaux amis aux sourds-muets et aux aveugles. Dans les rapports qui seront ultérieurement offerts aux souscripteurs, on entrera dans des détails sur l'application des procédés en usage, et il est à espérer que ces communications contribuerout à rendre populaire une cause digne, s'il en est une, de l'appui de tous les privilégiés de ce monde.

NOTICE HISTORIQUE

SUR

L'INSTITUT ROYAL

DES

SOURDS-MUETS ET DES AVEUGLES

DE LIÉGE.

Avant d'exposer les développements successifs de l'Institut des sourds-muets et des aveugles, nous consacrerons quelques lignes à la mémoire de l'homme honorable qui en fut le fondateur.

Jean-Baptiste-Pierre-Denis POUPLIN, né à Gisors (France) avait été d'abord instituteur primaire à Givet. Il fut appelé en 1799 à Liége, pour y remplir les mêmes fonctions; postérieurement, il obtint un brevet de l'Université impériale; enfin il obtint en 1815, lors de la formation du royaume des Pays-Bas, d'être continué dans ses fonctions d'instituteur communal.

Ce fut en 1819, qu'ayant vu par hasard une de ces planches gravées où sont représentées les diverses positions de la main et des doigts dont se compose l'alphabet des sourds-muets, il conçut l'idée d'entreprendre l'éducation d'un de ces malheureux.

Peu de temps après il fit la connaissance d'un ancien militaire, dont les deux enfants, Auguste et Eugénie Frénay, étaient atteints de surdi-mutité.

Ce furent ses premiers élèves.

Quoique n'ayant rien lu de ce qui avait déjà été écrit sur la matière, et livré aux seules ressources de son jugement, ses premières tentatives obtinrent quelque succès.

Encouragé par ces résultats, il se mit alors à la recherche de renseignements propres à diriger ses efforts et à les rendre plus efficaces.

La lecture des œuvres de l'abbé de l'Epée et de l'abbé Sicard lui fut incontestablement d'un grand secours.

Mais, ce qu'il est bon de constater ici, c'est que Pouplin, avant de rien savoir, s'était engagé de lui-même et sans guide dans la voie véritable de l'enseignement des sourds-muets. En un mot, on peut voir en lui un de ces inventeurs malheureux, qui seraient devenus célèbres, si l'idée féconde qui les a frappés n'était venue à d'autres avant eux ; qui s'aperçoivent trop tard que la découverte qu'ils ont faite était connue, développée, pratiquée avant qu'ils s'en fussent occupés.

C'est ainsi que l'art d'instruire les sourds-muets a été découvert maintes fois, en divers pays, par des hommes complètement étrangers aux travaux de leurs devanciers.

Pouplin eut bientôt rassemblé sept élèves sourds-muets qu'il instruisit gratuitement, dans les intervalles que lui laissaient les soins qu'il donnait aux enfants parlants réunis dans son école.

Peu de temps après, et grâce à une activité incessante, il avait découvert vingt-deux sourds-muets des deux sexes, dont dix-neuf fréquentaient sa classe avec plus ou moins d'assiduité.

Mais ces enfants appartenaient pour la plupart à des familles pauvres ; il fallut donc recourir à la bienfaisance publique pour subvenir aux frais de leur entretien.

L'appel fut entendu, et le 15 juin 1820, eut lieu une première assemblée générale des fondateurs de l'Institut, où fut nommé un comité provisoire chargé de jeter les bases de l'association et du nouvel établissement à créer.

En 1822, Pouplin s'adjoiguit Mr Henrion, jeune sourd-muet de Verviers, élève de l'abbé Sicard, et l'un de ceux qui, avec Laurent Clerc, Jean Massieu, Gozan, figurèrent dans ces exercices publics qui eurent un retentissement européen ; disciples aimés du maître, qui les mit en scène dans ses ouvrages, pour la démonstration de sa méthode et de ses procédés.

Ce sourd-muet distingué mit sous les yeux de Pouplin divers écrits sur l'enseignement, introduisit dans l'Institut la pratique de l'illustre successeur de l'abbé de l'Epée et contribua puissamment au succès de l'entreprise.

Il est encore aujourd'hui professeur à l'établissement, où sa fille remplit aussi les fonctions d'institutrice.

Pouplin n'avait pour se diriger que des traités didactiques ; la tradition lui manquait. Aussi fut-il fort empêché lorsque les progrès de ses élèves le mirent dans la nécessité de poser, entre eux et lui, les bases d'un langage plus étendu que celui qui avait suffi dans les premières leçons.

Il surmonta cet obstacle en adoptant, d'une part, les gestes naturels que ses élèves lui apprirent ; d'autre part, en inventant lui-même des signes nouveaux à mesure que le besoin s'en faisait sentir.

Ces signes furent, le plus souvent, assez imparfaits et répondirent médiocrement aux idées qu'ils étaient destinés à rappeler. L'expérience manquait à l'instituteur.

Or, ces signes, chose étrange, se sont perpétués par tradition parmi les sourds-muets liégeois.

Un grand nombre sont encore employés dans l'Institution même et les efforts constants des professeurs n'ont pas réussi à en déraciner complètement l'usage.

En 1824, le nombre des élèves s'accrut encore, et la commission administrative fit l'acquisition d'une maison, rue des Clarisses. Les ressources de l'établissement consistaient alors en un subside de 300 florins de la province, en un autre de 200 florins de la ville ; en 1827, elles s'augmentèrent d'une subvention du gouvernement, se montant à 300 florins ; il faut mentionner enfin, diverses sommes venant de souscriptions particulières.

En 1829, à la suite d'une visite du Roi des Pays-Bas, l'école fut décorée du titre d'Institut royal.

Jusque-là ses ressources n'avaient cessé de s'accroître,

lentement il est vrai, mais dans une progression constante qui promettait de se développer davantage.

La révolution de 1830 vint lui porter un coup qui faillit compromettre son existence, par la suppression d'une partie de ses revenus annuels, environ 4,500 francs, et par le départ de plusieurs pensionnaires.

Cependant l'école naissante excitait déjà des sympathies trop vives pour qu'on ne se hâtât pas de lui tendre la main dans la crise qu'elle subissait.

Mgr l'Evêque de Liége fit don d'une somme de 100 francs ; 1880 francs furent envoyés de la Haye par M. le conseiller d'Etat Gericke, notre ancien président, comme provenant des souscriptions recueillies par ses soins.

Le Gouvernement, la ville, la province continuèrent à l'établissement les subsides qui lui avaient été accordés par les autorités précédentes.

L'Institut se trouva, en fin de compte, dans une situation plus florissante qu'avant le grand événement dont il avait ressenti le contre-coup.

Dès lors la Commission administrative s'occupa des améliorations à introduire dans l'enseignement et dans le matériel de l'école.

Le local, vu l'accroissement du nombre des élèves, fut reconnu tout d'abord insuffisant. Dès le 5 février 1835, on s'adressa au Gouvernement pour obtenir la cession de l'ancien couvent des Jésuites anglais ; mais cette demande, ainsi que plusieurs autres du même genre, ne purent être agréées, et ce ne fut qu'en 1838, que la Commission se trouva enfin en état d'acquérir la maison, siége actuel de l'Institut des filles.

Deux ans plus tard, on put procéder à la séparation complète des deux sexes, en faisant l'acquisition de la maison voisine, où furent logés les garçons sourds-muets et aveugles.

Mais revenons aux perfectionnements que la Commission sut apporter à l'enseignement. Ils furent nombreux ; nous allons passer en revue les plus importants.

En 1836, on avait introduit dans l'école l'enseignement industriel. M. Clément Pouplin, qui avait succédé à son père, comme premier instituteur, se rendit à Paris pour y étudier les nouvelles méthodes.

Il rapporta de ce voyage une ample moisson de renseignements, d'observations, de souvenirs recueillis dans les Instituts royaux de sourds-muets et d'aveugles ; en même temps qu'un grand nombre d'ouvrages spéciaux, de cartes, tableaux, instruments nécessaires à l'instruction des élèves.

A la même époque, M. Aug. Visschers , un des membres les plus zélés de la Commission, un de ceux qui ont le plus contribué au succès de l'établissement, et qui, à l'heure qu'il est, lui témoigne encore de sa sollicitude éclairée, en meublant notre bibliothèque et nos classes de livres, de cartes géographiques, de tableaux propres à diriger les maîtres et les élèves dans leurs travaux, M. Visschers, disons-nous, parcourut les principaux établissements de sourds-muets et d'aveugles de la Grande-Bretagne, tels que ceux de Londres, de Liverpool, de Glascow, et adressa à ses collègues des notes précieuses sur les méthodes qu'on y pratique.

Nous marchions, comme on le voit, de progrès en progrès ; mais la Commission administrative ne pouvait se tenir pour satisfaite tant qu'il resterait une amélioration à introduire, un perfectionnement à réaliser.

Son attention se reporta sur l'éducation des aveugles, qui, jusqu'alors, n'avait pas reçu tout le développement dont elle était susceptible.

Une jeune institutrice que la mort nous a enlevée depuis, Mlle Doorme, parfaitement au courant de ce genre d'enseignement qu'elle avait pratiqué sous la tutelle de sa sœur, directrice de l'institut des sourds-muets et des aveugles d'Ypres, fut appelée à Liége ; et dès lors, on put admettre autant d'élèves aveugles qu'il s'en présenterait.

Cependant, les tribulations de l'école n'étaient pas encore à leur terme.

Une suite de catastrophes vint la priver, presque coup sur coup, de ses instituteurs.

M. Clément Pouplin, M. Meugniot, Mlle Doorme, succombèrent tour à tour ; Mme Pouplin, femme du fondateur et directrice du pensionnat, malade et infirme, dut aussi se retirer.

Il en résulta un changement presque complet dans le personnel qui reçut alors la composition subsistant encore au moment où nous écrivons ces lignes :

Directeur du pensionnat. M. Bérard-Leurquin.

Directeur de l'enseignement et professeur en chef. M. Durup de Baleine, élève de l'Institution des sourds-muets de Paris.

Professeur. M. Henrion, sourd-muet, gendre du fondateur, élève de l'abbé Sicard.

Institutrice pour les filles. Mme Boinem.

Seconde institutrice. Mme Guérette (Elise Henrion).

A cette période — 1842-47 — se rattache un nouveau perfectionnement. Nous voulons parler de l'enseignement de l'articulation artificielle, de la lecture sur les lèvres.

L'enseignement de la parole aux sourds-muets tend à se généraliser. Les instituteurs français qui, longtemps, n'avaient attaché à cette branche de l'art qu'une importance secondaire, ont fini par en faire l'objet d'un cours spécial.

Il est vrai que le plus grand nombre des sourds-muets ne parviennent pas à acquérir le mécanisme de la parole à un degré suffisant, pour en faire un usage continu dans leurs rapports avec les autres hommes ; mais tous peuvent arriver à lire sur les lèvres les mots articulés lentement.

Cette science, en les mettant à même de comprendre les paroles qu'on leur adresse, et aussi de saisir au passage quelques traits des conversations qui ont lieu en leur présence, ne peut manquer d'établir entre eux et les parlants des relations plus fréquentes et plus sûres.

Cet enseignement est désormais fondé à l'Institut des sourds-muets de Liége, et l'on a pu constater les résultats que nous obtenons, dans les séances publiques de 1843 à 1851, où nous avons fait paraître plusieurs sourds-muets de naissance, sachant articuler, non-seulement des mots isolés, mais des phrases entières, et lisant la parole sur les lèvres de leur maître, même lorsque celui-ci se contentait de figurer les articulations sans proférer aucun son.

A côté de la gymnastique vocale et auditive résultant de l'étude de l'articulation, vint aussi se placer la gymnastique générale du corps, qui, produisant une excitation puissante, développe les organes, combat efficacement les difformités, et active la respiration et la circulation par l'exercice des contractions musculaires.

C'est à l'initiative de M. le général Bouhtai que nous devons la création d'un gymnase où les élèves sont exercés sous la direction d'un habile professeur.

La position des fonctionnaires de l'Etablissement préoccupait enfin la commission. Il s'agissait d'assurer leur avenir. Des démarches furent faites auprès du ministre de l'intérieur, et nos professeurs furent autorisés à opérer des versements dans la caisse des instituteurs et professeurs urbains, créée par l'arrêté royal du 22 juin 1848.

Arrivés au terme de leurs travaux, à ce moment fatal où l'âge et les infirmités les mettront dans l'impossibilité de continuer leurs pénibles fonctions, nos professeurs trouveront dans leur pension de retraite, un abri contre la pauvreté et les moyens de terminer honorablement leur carrière.

La fondation de l'Etablissement remonte, comme nous l'avons dit, à l'année 1849, époque à laquelle aucune école de ce genre n'existait en Belgique (1).

On vient de voir les progrès accomplis dans cette période de 39 années. Ils sont tels que notre Institut peut dès aujourd'hui tenir une place honorable parmi les établissements du même genre, sinon par le nombre des élèves qui pourrait être plus élevé, du moins par les soins apportés à toutes les parties de

(1) L'Institut de Gand ne fut fondé qu'en 1835. Le chanoine Triest n'est donc pas le premier en Belgique qui se soit occupé de l'instruction des sourds muets. Cet honneur revient tout entier à Jean Baptiste Pouplin.

l'enseignement, aussi bien qu'à l'éducation, à la nourriture, à l'entretien des sourds-muets et des aveugles des deux sexes.

Nous donnerons plus loin les noms de nos généreux patrons, à qui, depuis 39 ans, tant de sourds-muets et d'aveugles doivent d'être devenus des membres utiles de la société. Mais nous ne pouvons différer d'avantage d'offrir à notre président, M. Arnould. le tribut de notre reconnaissance. Il peut à bon droit, après Pouplin et les membres du premier comité, être considéré comme le second fondateur de l'Institut. Car c'est à son initiative, à sa sollicitude persévérante que nous devons la plus grande partie des améliorations successives qui nous permettent aujourd'hui de marcher de pair avec les établissements rivaux.

Espérons que, longtemps encore, il sera notre guide et notre appui dans la carrière que nous suivons et dont ses encouragements nous ont plus d'une fois aidés à surmonter les difficultés.

La tâche d'instruire les sourds-muets et les aveugles n'est pas, quoique en dise l'excellent abbé Carton, exempte de peines, de déboires de tous genres. Sans en vouloir exagérer les difficultés, il nous semblerait puéril de les dissimuler.

Cet enseignement nécessite des efforts constants, une grande patience, une contention d'esprit de tous les instants; personne ne le nierait. Mais, hâtons-nous de le dire, ces labeurs journaliers nous sont adoucis par les encouragements que nous recevons de toutes parts.

Un des plus doux fut l'accueil bienveillant fait à nos élèves lors de nos dernières séances publiques. La salle de la société d'Emulation était comble, et la sympathie que les sourds-muets excitaient était peinte sur tous les visages.

Elle se manifesta de la part de beaucoup de personnes d'une manière plus profitable aux sourds-muets.

Le dernier jour de nos exercices vit s'accroître le nombre de nos souscripteurs de plus de moitié.

Nous saisissons cette occasion de remercier ces amis des sourds-muets et des aveugles et de les inviter à visiter l'Institut, ses classes, ses ateliers. Ils verront si leurs dons ont été bien placés, et si l'emploi qu'on en fait répond au but qu'ils se proposaient en les octroyant.

Malheureusement la mort, les déplacements, le nombre croissant des misères à soulager opèrent dans nos listes des vides qui s'élargissent de jour en jour.

Nos besoins accrus, nos ressources diminuées nous mettent dans la nécessité de faire un nouvel appel à la générosité du public.

Qu'on nous permette de reproduire ici les éloquentes paroles de M. Aug. Visschers à l'assemblée générale des fondateurs et protecteurs de l'établissement, en mai 1839.

« Quelle infortune mérite mieux d'être soulagée, que celle qui
» n'est point le résultat du vice ou de la débauche, que celle qui
» atteint de jeunes malheureux dépourvus des moyens même de
» se plaindre, qui restent étrangers aux plus douces affections
» de la nature ; qui, d'autres fois, sont privés de la présence et
» de la vue du monde extérieur !

» L'esprit d'association et de bienfaisance serait-il tari en
» Belgique ?

» Non, Messieurs, un semblable oracle serait menteur. C'est que
» l'infortune, pour être secourue, doit s'adresser directement au
» cœur de l'homme sensible ; c'est que les circonstances nous ont
» empêchés de vous entretenir, aussi souvent que nous l'aurions
» voulu, de nos pupilles ; c'est que ces malheureux, dans leur
» infirmité, sont hors d'état de s'adresser immédiatement à
» vous.

« Vous avez pu apprécier, par les résultats dont j'ai déroulé le
» tableau, la prospérité naissante de notre Institut, auquel il ne
» manque plus que le concours d'un plus grand nombre de do-
» nateurs.

» Si vous voulez que l'Institut que vous avez entretenu jus-
» qu'ici, au moins en partie, devienne digne des espérances que
» nous pouvons concevoir, accordez-nous votre soutien, recueil-
» lez des subsides en faveur de nos élèves.

» Que nous puissions montrer notre établissement comme un

» gage de la bienfaisance belge, de la bienfaisance liégeoise en
» particulier ! Que l'étranger vienne admirer dans nos murs ce
» témoignage de la haute civilisation des Belges ! »

Après avoir donné un aperçu de l'origine, des vicissitudes et de
l'état actuel de l'Etablissement, nous essaierons de faire mieux
connaître les individus au soulagement desquels il est consacré.

Nous espérons, en traçant le tableau fidèle de la situation physique, intellectuelle et morale du sourd-muet et de l'aveugle, des
efforts qu'ils ont à faire pour se relever, de l'état d'infériorité où
les place leur infirmité, au niveau de ceux qui parlent et qui entendent, ou de ceux qui jouissent du spectacle de la nature ;
nous espérons transformer l'émotion vague et même parfois désa-
gréable, presque douloureuse que l'on éprouve en leur présence, en
un intérêt plus profond et plus réfléchi, plus utile surtout ; enfin
faire naître dans les cœurs charitables la pensée de contribuer à
a régénération de ces infortunés, en venant au secours de l'Etablissement qui leur est ouvert.

Nous défiant de nos propres forces, dans la tâche difficile de
décrire ces êtres exceptionnels et intéressant, nous avons con-
sulté les auteurs les plus récents et les plus estimés qui ont traité
la matière.

De ce nombre, nous citerons, pour n'y plus revenir, les ouvrages de M. l'abbé Carton, du Dr Blanchet (la Surdi-mutité), de
M. Désiré Ordinaire (éducation du sourd-muet), de M. Léon
Vaïsse (essai historique), de Ferdinand Berthier, de M. Dufau
(éducation des aveugles), du P. Pendola, de Sienne, etc.

Les articles qui vont suivre sont un reflet affaibli des travaux si
remarquables de ces savants instituteurs. Nous y avons mêlé le
résultat de nos observations personnelles, sans prétendre énoncer
aucun fait nouveau, notre but unique étant d'attirer aux sourds-
muets et aux aveugles des amis et des protecteurs.

LE SOURD-MUET (1).

Dès l'âge le plus tendre, nous entendons parler autour de nous, et nous apprenons à imiter les sons qui frappent notre oreille et à y attacher un sens qui ressort naturellement des circonstances au milieu desquelles les mots sont articulés.

(1) Nous avons cru intéressant de rechercher quel a pu être le sort des sourds-muets et des aveugles dans le pays de Liége, avant les essais récents de J.-B. Pouplin, et la fonadtion de notre établissement.

Il est difficile d'imaginer que, surtout depuis la publication des ouvrages des abbés de l'Epée et Sicard et de Valentin Haüy, il n'ait rien été tenté à Liége dans le but d'améliorer le sort des sourds-muets et des aveugles.

M. U. Capitaine qui a bien voulu compulser, dans l'intérêt de ces recherches, les archives de la société d'Emulation, n'a rien trouvé qui eût rapport aux sourds-muets ; mais la note ci-jointe, qu'il nous a communiquée, prouve, qu'avant la révolution, eurent lieu quelques tentatives en faveur des aveugles.

Dès le 25 février 1785, le Prince-évêque de Liége, Constantin de Hoensbroeck, offrit à la société libre d'Emulation une somme de douze louis pour l'auteur du meilleur mémoire *sur les moyens d'entretenir les aveugles des deux sexes.* Voici comment le Prince formula la question:

« S. A. ayant destiné au soulagement des pauvres les bénéfices éventuels qu'elle s'est réservés sur certains privilèges, et considérant que les aveugles sont, de tous les malheureux, ceux qui peuvent le moins se procurer la subsistance, et qu'ils méritent par conséquent ses premières attentions, propose un prix de *douze louis* que·

Nous aquérons ainsi l'usage de la parole et recueillons, de la bouche de ceux qui nous entourent, les connaissances et les idées que la tradition transmet d'une génération à l'autre.

En parcourant la liste si nombreuse des infirmités humaines, nous en rencontrons une dont l'effet est de nous priver de ces avantages; nous voulons parler de la surdité, soit qu'elle provienne d'un vice congénial de l'organe de l'ouïe, soit qu'elle résulte de l'oblétiration de ce sens dans les premières années de l'enfance.

Dans ces conditions, le mutisme en est la conséquence inévitable.

la société d'Emulation adjugera pour le meilleur mémoire qui lui sera présenté sur les moyens d'entretenir les aveugles des deux sexes et de les occuper utilement par un travail léger et dont ils soient capables, soit en les rassemblant dans un établissement public, soit en leur procurant chez eux des occupations qui les mettent à l'abri de la mendicité. »

Un grand nombre de mémoires furent envoyés en réponse à cette question, mais n'y en eut que quatre jugés dignes d'un examen sérieux. L'un, écrit en allemand, dû à J. F. C. Weisser, conseiller de S. A. le duc de Wurtemberg, fixa surtout l'attention.

« Les commissaires choisis par la société d'Emulation ont applaudi aux vues utiles et grandes que développe ce mémoire, surtout aux détails satisfaisants qu'il renferme sur un grand nombre de travaux convenables aux aveugles; ils ont témoigné leurs regrets que l'auteur de cet excellent ouvrage n'ait point connu les ressources particulières et locales que la ville et le pays de Liége pouvait offrir pour un établissement en faveur des aveugles. Voilà ce qui a privé l'auteur de la palme.

Aucun des trois autres mémoires ne méritait le prix, mais les commissaires jugèrent que les Nos 1 et 13 réunis offriraient des moyens satisfaisants pour l'exécution prompte et facile du projet bienfaisant de S. A.

En conséquence le prix fut partagé.

Les auteurs étaient MM. Henkart et Lucion, de Liége.

Que devinrent ces projets? Nous croyons qu'il n'en a plus été question. Il est probable que les évènements politiques, qui, à cette époque, commençaient déjà à troubler la Principauté, entravèrent la fondation de l'établissement projeté.

L'enfant privé de l'ouïe, ne pouvant saisir les éléments qui constituent le langage articulé, est par cela même incapable de les imiter et de les comprendre.

Il est donc nécessairement, fatalement sourd-muet.

Dans presque tous les temps, chez presque tous les peuples, le sourd-muet (1) a été la victime des plus cruelles, des plus injustes préventions. Rejeté de la société antique, immolé chez les Gaulois, exposé, déshérité à Rome et à Sparte, il est encore, parmi le peuple des campagnes, un objet de terreur plutôt que de pitié.

Le premier dont l'histoire fasse mention comme s'étant occupé de l'instruction du sourd-muet est saint Jean de Beverley, archevêque d'York, au septième siècle, lequel, au rapport du vénérable Bède, dans son histoire ecclésiastique, enseigna la parole à un de ces infortunés qu'il avait recueilli par charité. Rodolphe Agricola et Jérôme Cardan, au seizième siècle, attestent le fait de sourds-muets exprimant leurs idées par écrit et posent sommairement les vrais principes de l'enseignent dont ils sont susceptibles.

A partir de ce moment, nous voyons se succéder une série d'explorateurs qui, par leurs efforts individuels, font faire à l'art de notables progrès.

Tels sont: Pierre de Léon, Vallès, Pierre de Ponce, Jean-Paul Bonet qui publia l'art d'enseigner la parole aux muets et passe pour l'inventeur de l'alphabet manuel; Pierre de Castro, John Wallis, Van Helmont, Conrad Amman, Lasius, Arnoldi, Heinicke

Nous ne citons que les noms de ces instituteurs et de ces savants; nous avons hâte d'arriver à l'apôtre des sourds-muets, le vénérable abbé de l'Epée.

S'il n'est pas, comme beaucoup se l'imaginent, l'inventeur de l'art d'instruire les sourds-muets, au moins a-t-il la gloire d'avoir, le premier, pratiqué avec eux un enseignement simultané et fondé la première école spéciale.

Un hasard le mit en présence de deux sourdes-muettes, et vint ainsi lui révéler tout-à-coup sa véritable vocation.

(1) Blanchet. Surdi-mutité.

Partant de ce principe que les mots de nos langues ne sont unis aux idées qu'ils représentent que par un lien arbitraire et conventionnel, il conçoit le projet d'appliquer le langage mimique à l'instruction de ces enfants.

Dès lors, son unique préoccupation est de trouver des élèves, il les cherche, les recueille, les nourrit, les instruit ; il consacre à cette œuvre vraiment chrétienne, sa fortune entière (14,000 livres de rentes) et celle de son frère, architecte à Versailles.

Il n'est pas de privations qu'il ne s'impose pour pourvoir aux besoins de ses enfants d'adoption.

Pendant le rigoureux hiver de 1788, ses élèves, ayant remarqué qu'il ne se chauffait pas, le forcèrent à acheter du bois. « Mes pauvres enfants, s'écria-t-il, vous voulez donc que je vous fasse tort au moins de 300 livres? »

Cependant ses travaux ont éveillé l'attention du public. Les simples particuliers, les savants, les monarques mêmes lui prodiguent des éloges et des encouragements.

Déjà le local qu'il habite, rue des Moulins, reçoit gratuitement près de cent élèves. Bientôt quatre autres maisons s'ouvrent à Paris sous ses auspices et sous sa direction. Un établissement semblable est fondé à Bordeaux par l'Archevêque de cette ville. Vient enfin la révolution française; elle élève l'abbé de l'Epée au rang des hommes qui ont bien mérité de la patrie et couronne son œuvre en déclarant nationales les institutions de Paris et de Bordeaux.

L'abbé de l'Epée s'était surtout appliqué à développer, comme moyen d'enseignement, le silencieux mais expressif langage que la nature fournit au sourd-muet de naissance.

Malheureusement, il crut nécessaire de plier ce langage aux formes de nos langues conventionnelles. De là son système de *signes méthodiques* dans lequel chaque terme de nos langues avait pour représentant un signe arrêté qui reproduisait bien plus la décomposition matérielle du mot que l'analyse de la pensée. De là aussi l'inhabileté de ses élèves à employer, pour traduire leurs propres pensées, les expressions qu'ils écrivaient si couramment sous la dictée des signes.

Cette inhabileté devint manifeste dans les circonstances que nous allons dire :

Le fait se passe à Vienne, en Autriche. L'abbé Storck, disciple de l'abbé de l'Epée, y donnait un exercice public dans lesquels les élèves sourds-muets écrivaient sous la dictée des signes tout ce qu'il plaisait à l'instituteur de leur communiquer.

M. Nicolaï, académicien de Berlin, demanda la permission de faire lui-même une action quelconque dont un sourd-muet devrait rendre compte par écrit, sans aucune intervention de la part du maître.

Il se frappa la poitrine, et l'élève écrit aussitôt ces deux mots : main, poitrine.

Telle avait été, en effet, l'immense erreur où était tombé l'abbé de l'Epée : ses élèves possédaient un vocabulaire étendu, mais ils ne savaient pas s'en servir.

Quand l'abbé Sicard, son disciple et son successeur, lui en faisait la remarque, le bon abbé de l'Epée, forcé de capituler, lui répondait avec cette fine bonhomie qui lui était particulière : « Au surplus, j'ai trouvé les verres, à vous de faire les lunettes. »

L'abbé Sicard était doué d'un esprit vaste, d'une imagination vive. Ce fut peut-être cette dernière faculté, si brillante chez lui, qui l'égara dès les premiers pas en lui faisant découvrir des difficultés presque insurmontables, là où il n'en existait pas réellement.

Nous en donnerons un exemple pris au début de son cours d'instruction.

Que faire, s'écrie-t-il, pour apprendre au sourd-muet à distinguer la qualité du sujet ? Comment le garantir du piége que lui tendront sans cesse deux mots pour un objet, tandis que la qualité et l'objet ne sont pas séparés dans la nature ?

Voici une feuille de papier rouge ; — il n'y a là qu'un seul objet, et cependant, dans cet objet, je distingue deux choses :

d'abord l'objet lui-même, le papier; ensuite sa qualité qui est d'être rouge,

L'énonciation du jugement que je viens de porter pourrait donc, se modelant sur la nature, être présentée sous la forme suivante :

P r A o P u I g E e R

et c'est en effet ainsi que l'abbé Sicard croit devoir la mettre sous les yeux de son élève. Ensuite de quoi il s'écrie :

« Qu'il était grand, qu'il était difficile à franchir cet intervalle qui se trouve entre le sujet et la qualité affirmée ! Nous venions de distinguer l'une de l'autre, il ne s'agissait plus que de l'abstraire. »

Bientôt la forme que nous avons vue plus haut se change en celle-ci :

P . A . P . I . E . R

r   o   u   g   e

Ainsi s'est rendue sensible la séparation de la qualité d'avec son sujet. Il ne s'agit plus que de placer les mots dans un autre ordre et de traduire la ligne de points par le mot *est*, signe de l'affirmation, et nous avons la proposition normale :

Papier est rouge.

De nos jours, après les perfectionnements apportés dans l'art d'instruire les sourds-muets par les professeurs de l'Institution de Paris, par l'abbé Carton en Belgique et par d'autres savants, perfectionnements qui consistent surtout en un travail de simplification, ces procédés ont été abandonnés. Ces savantes analyses du langage ont paru pour le moins inutiles, et plus propres à égarer l'élève qu'à l'éclairer.

Les succès qu'on obtient aujourd'hui, s'ils se produisent avec moins d'éclat que ceux de l'abbé Sicard, ont de plus que les siens un caractère marqué de solidité, de réalité surtout.

Notre intention n'est pas d'exposer ici les principes de l'art d'instruire les sourds-muets, sujet difficile à traiter, qui exigerait un talent que nous ne nous flattons pas d'avoir et, de la part du lecteur, cette contention d'esprit qui exclut tout plaisir.

On comprendra cette difficulté de l'enseignement des sourds-muets si l'on cherche à se rendre compte de l'état moral de l'enfant au moment où il est remis entre les mains du maître.

Ce n'est ni un être surnaturel, une sorte de phénix comme quelques-uns se sont plu à le représenter ; ni un idiot, selon le triste tableau que d'autres en tracent sans le connaître. C'est simplement un enfant doué d'une intelligence aussi vive que celle des entendant-parlants et dont les facultés, l'esprit et le cœur ne demandent qu'à s'ouvrir sous l'influence de l'éducation. Mais ces facultés, entravées dès le principe, par les circonstances particulières où le jette son infirmité, n'ont pu se développer au même degré que chez les autres enfants.

En effet, il n'a jamais entendu la voix de sa mère, ni celle des enfants de son âge et des personnes qui l'entourent. L'éducation maternelle, qui embrasse tant de choses et laisse des traces si profondes, lui a complètement manqué.

C'est donc à combler cette lacune que l'instituteur doit procéder tout d'abord.

Il est essentiel de se faire une idée bien précise de la différence qui existe entre le sourd-muet et le parlant, quant à leur point de départ. Celui-ci arrive dans les écoles, muni d'une foule de notions usuelles et préparatoires, avec un langage perfectionné qu'il parle et qu'il comprend. L'autre ne sait rien, n'a rien appris d'avance. Livré à lui-même, arrêté sur la voie de son développement, c'est encore, à huit ou neuf ans, un enfant à peine échappé des langes du berceau. Le corps seul a pris des forces, tandis que l'intelligence, restée stationnaire, flotte encore dans le demi-jour des premières années de l'existence.

Cependant, quoique immensément arriéré par rapport aux enfants parlants de son âge, il ne l'est pas autant qu'on pourrait le croire.

La barrière qui existe entre lui et ses proches, n'a pas laissé de s'ouvrir parfois, en sorte qu'il a pu échanger avec eux quelques idées, quoique bien rarement et d'une manière trop vague pour qu'il en pût retirer un profit réel.

Cela tient à ce que le sourd-muet n'est pas entièrement dépourvu des moyens d'exprimer sa pensée. Il possède en effet, au moins à l'état virtuel et rudimentaire, la langue universelle, ce[t] idiome rêvé par Leibnitz après avoir été relégué par Descartes au pays des romans, et qui n'est autre que le langage des gestes ou la pantomime.

Ce langage, dont nous laissons toujours échapper quelque trait, complément des paroles que nous prononçons ; ces gestes auxquels nous faisons à peine attention nous-mêmes, sont tout ce que le sourd-muet peut saisir des entretiens qui ont lieu en sa présence. Mais, comme inspirés par la nature, ils sont un reflet des sentiments qu'on éprouve, des idées qu'on a des choses qu'on voit ; le sourd-muet les interprète à sa manière, les retient, les imite, s'en fait enfin une langue au moyen de laquelle il établit quelques communications avec les personnes de sa famille.

J'ai dit une langue, mais ce sont seulement quelques mots épars, c'est un bégaiement informe, un idiome sans exactitude et liaison.

Toutefois, c'est ce langage, tout imparfait qu'il est, qui va servir de base à l'éducation du sourd-muet

Dès son entrée dans l'école, ses nouveaux condisciples, pourvus eux-mêmes d'une langue plus parfaite, complètent son vocabulaire de signes, lui apprennent par l'usage les procédés d'analyse à l'aide desquels ils expriment les actions qui se passent sous leurs yeux et les rapports qui les lient entre elles ; en un mot, lui enseignent ces gestes qui vont servir, entre les mains du maître, à développer son cœur et ses affections, à orner son esprit, à consoler son malheur.

Sans vouloir faire ici un cours de pédagogie appliqué au sourd-muet, nous croyons pourtant être agréable au lecteur en le faisant assister à quelques-unes des leçons qui se donnent dans l'Institut.

La plupart des personnes qui visitent nos classes débutent par nous adresser cette question :

Comment parvenez-vous à établir un rapport entre le mot écrit et l'objet dont il est destiné à rappeler l'idée, entre la pensée et la parole écrite ou articulée ? Comment arriver à faire comprendre à l'élève que cette réunion de caractères, qu'on appelle un mot, peut devenir la représentation de tel ou tel objet ?

La difficulté est moins grande, au fond, qu'elle ne paraît au premier abord.

Sans entrer dans des explications théoriques, nous allons vous rendre témoin du fait lui-même.

Voici un enfant récemment entré à l'Institution, et son professeur va faire sur lui l'expérience qui nous intéresse.

Le sourd-muet est placé devant le tableau noir, et plusieurs autres élèves plus avancés reviennent l'y joindre.

L'Instituteur a déjà écrit sur la planche, en gros caractères, ce seul mot :

tête.

Il s'agit de faire comprendre à l'enfant la valeur de ces quatre lettres, ainsi rapprochées les unes des autres. — Nous allons voir qu'il ne faut pas, pour cela, un grand déploiement de pantomime.

Le maître porte sa baguette sur le mot écrit au tableau, et aussitôt, tous les élèves présents montrent leur tête. Le sourd-muet novice, interrogé à son tour par le maître dont les yeux sollicitent une réponse, reproduit le mouvement qu'il a vu faire à ses condisciples, c'est-à-dire qu'il montre aussi sa tête.

Cela fait, la baguette passe entre les mains d'un des élèves. Le maître montre sa tête et l'enfant indique aussitôt le mot écrit sur la planche. Chaque disciple, à son tour, exécute la même manœuvre et le nouvel adepte les imite.

Il peut dès lors, soupçonner qu'il existe, entre l'objet et le mot écrit, une certaine relation, un rapport, encore obscur, il est vrai, mais que les exercices subséquents vont fixer de plus en plus.

Nous passons alors à un second exercice dont le mot tête sera encore l'objet.

3

Le maître, indiquant d'une main la première lettre du mot, la reproduit de l'autre à l'aide de l'alphabet manuel et invite l'élève à l'imiter. Il lui prend la main et place ses petits doigts dans la position convenable.

Il en fait autant pour la seconde lettre, e ; puis pour les deux autres qui ne sont que la répétition des premières.

Plusieurs épreuves successives du même exercice mettent bientôt l'élève à même d'épeler le mot en entier.

Le sourd-muet, étant alors placé de manière à ne plus voir le mot écrit, le maître montre sa tête, et l'enfant épèle de mémoire, par l'alphabet manuel, les lettres dont le mot est formé.

Notre élève connaît donc un mot de la langue. Il a observé les lettres qui le composent et il sait les traduire par les signes manuels correspondants. Il lui reste à reproduire ces mêmes lettres par l'écriture, soit sur le tableau, soit sur l'ardoise.

Il faut d'abord conduire son crayon novice. Bientôt, ses mouvements deviennent plus assurés ; les caractères qu'il trace se rapprochent de plus en plus du modèle qu'il a sous les yeux ; enfin, il réussit à écrire le mot tête.

Telle est la première leçon qu'il faudra répéter plus d'une fois, toute simple qu'elle paraisse. Elle établit entre le maître et l'élève trois moyens de communication qu'il s'agira, plus tard, d'étendre et de perfectionner.

Ces moyens de communication sont : l'alphabet manuel, l'écriture, le geste.

Il est probable qu'on nous arrêtera ici par une objection de ce genre ; vous parlez de gestes, mais nous ne vous en avons vu faire aucun ; à moins que vous n'entendiez par ce mot, l'action d'indiquer votre tête ou celle de l'enfant.

Le geste indicateur est, en effet, le seul dont nous ayons fait usage jusqu'à présent. Il est temps d'initier l'élève à une pantomime plus compliquée et propre à rappeler l'idée d'objets qui ne sont pas présents à nos yeux.

Toutefois, nous prendrons des élèves un peu plus avancés, notre nouveau pupille ayant assez à faire d'étudier le premier mot de son vocabulaire.

Le tableau noir présente la leçon suivante :

livre

canif

chaise

banc.

Ces objets sont choisis parmi ceux qui nous entourent.

Le maître montre le premier mot de la leçon : livre. En même temps il joint les deux mains par leur bord interne, et leur imprime un mouvement semblable à celui des deux parties d'un livre, s'ouvrant et se fermant tour à tour ; tandis que ses yeux semblent parcourir les lignes, comme dans l'action de lire.

Le sourd-muet a suivi d'un œil curieux cette pantomime, il l'a comprise ; et la preuve en est, que pour répondre au regard interrogateur du maître qui semble en quête de quelque objet se rapportant au mot écrit sur la planche et aux gestes qu'il vient d'exécuter, la preuve en est, disons-nous, que le sourd-muet, cherchant aussi des yeux, finit par apercevoir un livre, s'en empare, et tout joyeux de sa pénétration, le montre à son professeur, non moins heureux que lui.

On opère de même pour les autres mots de la leçon, et ainsi se trouve établie les relations de la pantomime avec le mot écrit.

Ainsi se déroule peu à peu devant le sourd-muet la nomenclature des mots destinés à représenter les objets d'une part, de l'autre les expressions indiquant les qualités, les divers rapports de position, de temps, de lieu, etc. en un mot, les formes grammaticales multipliées qui règlent l'emploi des termes de la langue, et en sont le cadre indispensable.

Nous avons parlé plus haut de la pantomime ; jetons maintenant un coup-d'œil sur ce langage étrange et puissant qui, par les seuls mouvements du corps, des membres, de la physionomie surtout, rend d'une manière saisissante les sentiments les plus profonds, figure les objets et pénètre même jusque dans la domaine de l'abstraction.

Personne ne doute de sa puissance. C'est à la pantomime que

l'orateur emprunte ses plus sûrs moyens d'entraîner et de persuader. Par son moyen, un mime célèbre de l'antiquité se faisait fort de reproduire les plus éloquentes périodes de Cicéron , et de nos jours encore, sans parler de Debureau , Bouffé et quelques autres acteurs ont porté sur la scène les signes mimiques empruntés aux sourds-muets et ont su, par leur moyen, émouvoir, attendrir un public aussi difficile qu'éclairé.

Distinguons tout d'abord deux classes de signes : les signes conventionnels et les signes naturels.

Les premiers comprennent la dactylologie ou l'art de reproduire, à l'aide des différentes positions des doigts, chacune des lettres de l'alphabet, et les signes correspondant aux termes grammaticaux, tels que verbe, adjectif, préposition, etc.

Les seconds ou les signes naturels sont , comme leur nom l'indique, puisés dans la nature même. Ils sont l'essence de la mimique proprement dite ou de cette langue vraiment idéologique qui, bien parlée, peut être comprise de tout homme intelligent , sans étude préalable.

La véritable mimique ne reproduit ni lettres, ni mots, ni phrases, ni périodes, elle peint la pensée seule ; en un mot, c'est l'idée faite corps.

En sorte que le discours d'un bon mime pourrait être traduit par vingt sténographes écrivant chacun dans la langue qui lui est propre.

Un signe se compose, le plus souvent, d'une série de gestes qui, réunis, font naître l'idée d'un sentiment, d'une action ou d'une chose.

On rappelle un objet à la pensée, soit en le modelant rapidement dans l'air avec les deux mains, soit en indiquant les différents usages auxquels il s'applique, soit enfin en peignant une circonstance qui lui est propre et le distingue de tout autre.

Voulez-vous rappeler l'idée d'un cheval ? 1º Simulez les deux oreilles de l'animal avec les index seuls tendus et placés de chaque côté de la tête. 2º Enfourchez l'index et le médius de la main droite sur l'index de la main gauche. 3º Enfin imitez de tout le

corps le mouvement saccadé que communique au cavalier le galop
de la bête. Voilà le cheval.

Si vous frappez votre cuisse avec la paume de la main comme
Pour appeler un animal domestique et si vous imitez les mouvements de bouche et de tête particuliers dans l'acte d'aboyer; vous
rappelez l'idée d'un chien.

Une action se figure en imitant les mouvements nécessaires pour
la produire, — un sentiment en donnant à sa physionomie l'expression qui l'accompagne d'ordinaire.

Ainsi, amour, aimer — s'exprime en pressant sa main sur son
cœur et en donnant à ses traits et surtout à son regard cette expression de tendresse que nul ne méconnaît.

Mais comment exprimer des idées abstraites ? Quelques exemples suffiront pour faire comprendre la méthode que l'on suit
alors.

Eternité — signe de commencement, — signe de fin — et si-
multanément signe de négation énergique.

Intelligence — physionomie fine et pénétrante, — se frapper
le front avec l'index en ajoutant le signe de beaucoup, avec les
yeux grands ouverts et en prenant un air important et admiratif.

S'instruire, étudier — l'une des deux mains figure un livre
ouvert — l'autre simule l'action de prendre ce qu'il contient et de
le porter au front comme pour le faire entrer dans l'esprit.

Enseigner. — Les deux mains semblent tirer quelque chose du
cerveau et, par des mouvements répétés, l'introduire dans la tête
d'une autre personne.

Maintenant, si nous examinons cette langue des signes dans
un discours suivi, nous lui trouverons tout d'abord des allures et
une syntaxe qui s'éloignent considérablement de celles de nos
langues parlées. Singulièrement elliptique dans les cas où la parole
l'est le moins, la pantomime cesse de l'être quand la parole le
devient davantage.

Dans l'expression des idées particulières, celles d'individu ou
d'espèce; soit qu'elles appartiennent au domaine du monde physique ou à celui du monde moral, un geste unique représente par

fois ce qu'on emploierait vingt mots à rendre par la parole ; tandis que pour les idées générales et abstraites, celle de genre et de rapport, il faut souvent de longues périphrases mimées pour rendre un seul terme de la langue parlée.

La pantomine est de plus essentiellement inversive et ne s'astreint nullement aux règles de nos grammaires. En voici un exemple :

Comment vous portez-vous ?

Phrase mimique correspondante : Je porte ma main droite sur le poignet gauche comme dans l'acte de tâter le pouls à quelqu'un ; en même temps mon regard se fixe sur la personne à qui je m'adresse ; mes yeux largement ouverts, ma physionomie, mes bras et mes mains qui s'écartent vivement en se portant en avant expriment l'interrogation.

Ces différents gestes, qui se font en un seul temps et ne forment qu'un signe, répondent cependant à ces quatre mots de la langue parlée : comment vous portez-vous ?

J'ai voulu donner une idée du langage mimique ; mais comment y parvenir à l'aide d'une analyse lente et froide ? — Pour comprendre sa puissance, il faut avoir vu les sourds-muets intelligents mimer quelque récit émouvant ou ces gracieuses fables de La Fontaine, qu'ils savent rendre avec tant de verve et d'esprit d'observation. Les objets naissent pour ainsi dire sous leurs doigts ; la pensée se dégage claire, précise, saisissante de leurs mouvements si rapides, si variés et toujours éloquents ; l'œil s'anime, la physionomie parle, le corps tout entier a son langage auquel personne ne se méprend.

Vous êtes surpris, charmé ; et c'est un de ces êtres que l'on a voulu ravaler au niveau de la brute inintelligente, c'est un sourd-muet qui vous fait éprouver ces émotions ; qui, usant de sa seule ressource, la pantomine, vous fait passer du rire aux larmes et par toutes les nuances de l'attendrissement ou de la crainte !

Nous avons vu qu'il fallait attribuer le mutisme à la seule privation de l'ouïe et non à une conformation vicieuse des organes de la parole.

Ces organes sont, en effet, dans le plus grand nombre de cas, parfaitement sains, et identiques à ceux des autres hommes.

De là résulte la possibilité d'initier le sourd-muet au mécanisme de la parole, soit en le faisant articuler lui-même, soit en lui enseignant à lire la parole à mesure qu'elle se dessine sur les lèvres de ceux qui parlent.

En articulant les syllabes dont les mots se composent, les lèvres, la langue, les parois du gosier prennent, les unes par rapport aux autres, des positions diverses que le sourd-muet peut observer à l'aide de la vie et du tact, et reproduire en les imitant.

Un seul exemple nous fera mieux comprendre.

Veut-on articuler la syllabe *pa*?

Les lèvres se contractent et se serrent; elles s'appliquent l'une contre l'autre avec force ; puis un souffle énergique les disjoint avec éclat et la bouche s'ouvre largement.

Ce mouvement est facile à saisir, facile à imiter, et dès la première leçon, le sourd-muet est mis à même de prononcer le mot *papa*.

Dans l'articulation *f*, la lèvre supérieure dépasse l'inférieure, les dents reposent sur le bord intérieur de cette dernière. Si vous soufflez alors avec force, vous produisez le *fe*.

Comme celles que nous venons de décrire, les autres articulations s'exécutent au moyen de mouvements parfaitement sensibles, tantôt à l'œil, comme lorsqu'il s'agit de labiales et des linguales, tantôt au tact, comme pour les gutturales.

Nous venons de voir le sourd-muet imiter les diverses positions des organes vocaux, et parvenir à émettre des sons articulés, à parler enfin, non d'une manière agréable, car, ne s'entendant pas lui-même, il lui est difficile, impossible peut-être, de régler l'émission de sa voix, de la contenir dans les bornes où l'oreille la perçoit avec plaisir, mais du moins d'une manière suffisamment distincte pour qu'il puisse se faire entendre.

Le plus souvent, la parole, dans la bouche du sourd-muet, n'est qu'une suite de sons rudes, heurtés, presque sauvages; elle est et sera toujours dépourvue de cet accent, de ces modulations variées qui en font tout le charme.

Quand le sourd-muet a étudié les éléments de la parole au point de les produire lui-même, on ne s'étonnera pas de son habileté à reconnaître, dans les mouvements de lèvres, les différentes positions, les changements de formes qui correspondent aux articulations diverses. Pourvu qu'on parle lentement et en accentuant fortement sa prononciation, il percevra ces formes à mesure qu'elles se produiront, et du même coup il aura connaissance des articulations qu'elles représentent ; en un mot, il lira sur vos lèvres la parole qu'il ne peut entendre.

Il n'est pas besoin d'insister sur l'importance de cette étude. Elle servira surtout au sourd-muet dans ses rapports avec les personnes qui ne savent ni lire ni écrire, et le nombre en est encore grand.

La Suisse est le pays de l'Europe qui renferme le plus de sourds-muets : un sur 204 habitants (canton de Berne). La Belgique, au contraire, est la contrée où le nombre en est le moins élevé. Il n'y existe que 1746 sourds-muets, c'est-à-dire 1 pour 2226 habitants, ce qu'on peut attribuer à la fertilité du sol et à l'aisance des populations.

Le plus grand nombre de ces infortunés reçoivent l'instruction dans huit établissements spéciaux ; à Bruxelles, Bruges, Gand, Liége, Maeseyck, Mons, Namur et Tournai.

L'instruction des sourds-muets est pour la société une dette plus impérieuse que celle des enfants doués de tous leurs sens. Malgré le nombre considérable d'écoles qui leur sont ouvertes en Belgique, cette dette n'est pas encore complètement acquittée ; quelques localités hésitent, refusent même parfois de débourser les frais nécessaires à l'entretien de leurs enfants sourds-muets dans les établissements qui leur sont consacrés.

Sans doute il manque encore un lien entre les instituteurs de tous les pays ; chacun agit dans sa sphère, souvent sans avoir connaissance de ce qui se fait ailleurs, sans qu'il lui soit possible dès lors de profiter des progrès accomplis.

Quoi qu'il en soit, les résultats déjà obtenus sont de nature à satisfaire à toutes les exigences.

Nombre de sourds-muets sont, chaque année, rendus à la société où nous les voyons se répandre, non pour implorer les secours de leurs concitoyens, mais pour apporter eux-mêmes dans la grande famille, leur tribut de travail et d'activité. En un mot, ils ont enfin reconquis les droits de la vie civilisée dont ils acceptent les charges et accomplissent les devoirs.

L'AVEUGLE.

Supposez un homme privé dès sa naissance d'un ordre entier de sensations, de celles qui résultent pour nous du sens de la vue, c'est-à-dire des plus nombreuses et des plus variées, de celles d'où découlent les jouissances les plus douces, par l'aspect des formes et des couleurs. Que sera cet homme?

Placé dans des conditions tout exceptionnelles, il devra différer des autres membres de la grande famille humaine ; à coup sûr, il y aura dans son caractère, dans ses facultés intellectuelles, dans ses sensations et dans ses idées, des anomalies qui en feront un être à part et un sujet de curieuse étude pour l'observateur.

L'aveugle-né se montre à nous enveloppé de ténèbres éternelles, dans la dépendance de tout ce qui l'entourne, ne pouvant se mouvoir qu'avec hésitation et lenteur, privé des moyens d'existence qui sont à la portée de tous les hommes, véritable prisonnier dans l'univers, selon l'énergique expression d'un savant docteur, frappé de cécité lui-même.

Ces faits conduisent tout d'abord à penser que l'aveugle doit être malheureux, livré à la tristesse et à l'ennui ; que le douloureux retour qu'il fait sur lui-même doit lui inspirer, à l'égard de ses semblables. plus heureusement doués, des sentiments d'envie, presque de haine ; qu'enfin , n'ayant jamais vu souffrir, il est insensible, cruel même.

Tels sont, en effet, les reproches que le vulgaire adresse aux aveugles. Quelques réflexions rapides suffiront à en démontrer l'injustice.

L'aveugle ne regrette pas la lumière, qu'il n'a jamais connue, et il ne nous envie pas les jouissances de la vue, dont il n'a aucune idée. Il n'est donc pas malheureux de ne pasvoir ; il a y plus, il est naturellement porté à la gaîté, et l'état de paix et de calme qui lui est particulier, l'activité de sa pensée et les occupations nombreuses qu'il sait se créer, en le mettant à l'abri de l'ennui, lui procurent une somme de bonheur relatif beaucoup plus grande qu'on n'est porté à le croire.

Quant à l'inhumanité qu'on lui impute, il est de fait que les aveugles pleurent rarement, et que leur physionomie, peu mobile, reflète à peine leurs émotions intérieures. — Mais faut-il en conclure que ces émotions n'existent pas? — L'aveugle, il est vrai, ne voit pas souffrir, mais il entend le cri déchirant de la douleur ; son oreille, si musicale et si parfaite, sait en saisir les moindres nuances, et son cœur, soyez-en certain, sait y compâtir.

Quels sont donc les traits dominants du caractère des aveugles? — C'est, d'une part, la défiance, qu'on ne saurait leur reprocher, d'ailleurs. — Obligés de s'en rapporter, pour beaucoup de choses, à l'opinion d'autrui, souvent trompés, une réserve extrême leur est commandée par leur position.

D'autre part, et de l'aveu de beaucoup d'entre eux, c'est un amour-propre excessif, dont il est assez difficile de se rendre compte chez des êtres aussi disgrâciés ; mais que j'attribuerais volontiers à une sorte de réaction naturelle par laquelle ils cherchent à se relever à leur propre égard, par la conscience des obstacles qu'ils ont dû vaincre, et aussi aux louanges exagérées qu'on leur prodigue imprudemment en les trouvant, contre toute attente, ornés de quelque science et de quelque talent.

Ajoutons à cette esquisse du caractère des aveugles une ténacité patiente, à laquelle ils doivent leurs succès en divers genres, et qui dégénère souvent en raideur ; et enfin, un sangfroid inaltérable, une présence d'esprit singulière dans les circonstances de la vie où la plupart des hommes se montrent timides et troublés.

Deux facultés, l'attention et la mémoire, atteignent, chez l'aveugle, un haut degré de perfection.

En effet, rien ne vient le distraire de l'objet dont il s'occupe ; et les impressions du tact et de l'ouïe se présentant une à une, l'esprit s'y attache sans fatigue. Il n'en est pas de même des sensations de la vue ; leur nombre et leur simultanéité plongent l'esprit dans une sorte d'hésitation et d'embarras qui l'empêche de se fixer fortement. Aussi, quand nous voulons réfléchir profondément, nous arrive-t-il de nous faire aveugles volontaires en fermant les yeux. — Voilà pour l'attention.

Quant à la mémoire, sans prétendre expliquer le fait, nous nous contenterons de constater que la plupart des aveugles de naissance sont de véritables prodiges sous ce rapport.

Le jeune Simon Leroy, élève aveugle de l'institution de Liége, savait par cœur et sans altération aucune plusieurs volumes et un grand nombre de morceaux de musique pour le violon et le piano. L'instituteur lui lisait une page une seule fois, et il la récitait immédiatement, d'un bout à l'autre, sans y changer un mot.

M. Gauthier, professeur aveugle à l'Institut de Paris, enseigne la clarinette et la flûte et remplit les fonctions de répétiteur pour les classes de cor, de hautbois, de basson, de trombone et de cornet ; il sait par cœur les méthodes de ces divers instruments, plus, pour chacun d'eux, huit ou dix airs variés et autant de concertos, ce qui forme, on en conviendra, une masse de notes devant laquelle l'imagination recule effrayée.

Nous avons jusqu'à présent considéré l'aveugle dans le sens qui lui manque ; observons-le maintenant dans ceux qui lui restent ; et d'abord posons-nous cette question : Est-il vrai que la privation d'un sens tourne à l'avantage des autres? A ce compte, le procédé de Toinette, du *Malade imaginaire,* n'aurait plus rien d'absurde. — Avez-vous la vue faible? Arrachez-vous un œil, l'autre en acquerra plus de force et de perfection.

Cependant, il est constant que, chez les êtres privés de la vue, les organes qui correspondent aux autres sens et doivent remplacer celui qui manque, étant soumis à des exercices plus fréquents, acquièrent une finesse, une dextérité supérieures.

L'aveugle nous en fournit une preuve éclatante. Il sait, à l'audition de la voix, distinguer si la personne qui lui parle est un homme, une femme ou un enfant ; si elle est jeune ou vieille, grande ou petite, proche ou éloignée. Comme nous lisons sur la physionomie, il sait reconnaître, dans les inflexions variées de la voix, le caractère, les sentiments, la disposition d'esprit, et conçoit, d'après les impressions qu'il en reçoit, des sympathies et des répugnances, absolument comme nous fesons à la vue d'un nouveau visage. L'usage du sens du toucher est assez restreint chez les clairvoyants, et leur inexpérience sous ce rapport leur permet à peine de soupçonner l'emploi qu'on peut faire de ce sens.

Mais interrogez un aveugle, et vous serez étonné de la multitude de notions qu'il acquiert par l'intermédiaire des mains, des doigts et de la peau du visage. (4)

Les mains le renseignent sur la forme, la matière, les dimensions, les proportions des corps ; les qualités de l'air, agissant sur son épiderme, lui apprennent s'il fait jour ou s'il fait nuit, si le ciel est serein ou nuageux, s'il se trouve dans une rue ou dans une impasse, sous un arbre ou en rase campagne, et une infinité d'autres notions dont le détail ne finirait pas.

Il faut bien avouer, cependant, que l'ouïe et le toucher ne peuvent toujours remplacer le sens de la vue. Il est des idées qui ne peuvent naître que d'impressions visuelles. L'idée de la beauté, par exemple.

Qu'est-ce que la beauté pour un aveugle ?

Ce n'est pas, à coup sûr, l'ensemble harmonieux des formes, des contours, des couleurs. Ne pourrait-il se faire qu'il appelle de ce nom la réunion de certaines qualités audibles et tangibles ? La douceur et la sonorité de la voix, la grâce du langage, la finesse satinée de la peau, la fraîcheur parfumée de l'haleine, etc.

Les couleurs n'existent pas pour les aveugles, et c'est en vain qu'ils cherchent à s'en faire une idée en comparant ce qu'ils en entendent dire à certaines impressions de l'ouïe qui leur paraissent analogues. C'est ainsi que le célèbre Saunderson comparait l'écarlate au son éclatant de la trompette.

(1) Rodenbach. — Coup-d'œil sur les sourds-muets.

De tous les faits que nous venons d'exposer, on peut conclure que l'homme aveugle dès le berceau (qu'il ne faut pas confondre avec celui qui, ayant perdu la vue à un âge déjà avancé, a connu la lumière et les jouissances qu'elle procure), que l'aveugle-né, disons-nous, n'est ni malheureux, ni insensible, ni cruel ; que certaines facultés qui atteignent chez lui un haut degré de développement lui donnent une aptitude singulière à la réflexion, une sûreté de jugement qui, cultivées par l'étude, en font un être éminemment intelligent et sagace, capable de se distinguer dans les sciences et dans les arts, et d'occuper dans la société une place des plus honorables.

L'histoire des peuples anciens ne nous offre aucune trace de quelque institution destinée à soulager le malheur des aveugles. Si elle signale de nombreux personnages frappés de cécité, Homère le poëte, Bélisaire le grand capitaine, etc., qui tous avaient perdu la vue à une époque plus ou moins avancée de leur carrière, elle garde un silence complet sur les aveugles de naissance. Ce n'est pas, sans doute, que ce genre d'infirmité fût inconnu ; mais les mœurs barbares de ces temps reculés nous autorisent à croire que les enfants qui naissaient aveugles étaient voués à une destruction immédiate. Il était réservé à l'ère chrétienne d'ouvrir aux aveugles des asiles où, du moins, l'on pourvoyait à leurs plus impérieux besoins.

Toutefois, ce ne fut que bien tard, au 13ᵉ siècle, qu'un établissement spécial, les Quinze-Vingts, furent fondés par St-Louis.

Il ne paraît pas, d'ailleurs que l'on se fît alors une idée bien nette des égards dus à une si grande infortune, et que la bienfesance dont les aveugles étaient l'objet fût bien éclairée et bien morale.

En effet, on voit sous Charles VI et Charles VII les pensionnaires de l'hospice servir de jouets dans les fêtes publiques. On les fesait combattre les uns contre les autres, et les incidents bizarres de ces luttes, où les coups étaient portés au hasard, amusaient grandement le populaire et les bourgeois.

Ce n'est, le croira-t-on ? que quatre siècles après la fondation de St-Louis, qu'on eut l'idée de donner à l'aveugle indigent, non plus seulement les choses nécessaires à la vie matérielle, mais les éléments de la vie intellectuelle et morale, en mettant à sa disposition les moyens de l'instruire.

C'est à Valentin Haüy que l'on doit d'avoir créé en 1784 la première école d'aveugles qui ait existé. Empruntons-lui le récit des circonstances providentielles qui le conduisirent à concevoir le dessein de se dévouer à l'instruction de ces êtres trop longtemps oubliés.

« Une nouveauté d'un genre singulier, dit-il, attirait, il y a
» quelques années, un concours de monde à l'entrée d'un de ces
» lieux de rafraîchissements placés dans les promenades pu-
» bliques, où d'honnêtes citoyens vont se délasser un instant
» vers la chute du jour.

» Huit ou dix aveugles, des lunettes sur le nez, placés le long
» d'un pupitre qui portait de la musique, exécutaient une sym-
» phonie discordante qui semblait exciter la joie des assistants.
» Un sentiment tout différent s'empara de notre âme, et nous
» conçûmes à l'instant la possibilité de réaliser, à l'avantage de
» ces infortunés, des moyens dont ils n'avaient qu'une jouissance
» apparente et ridicule. L'aveugle, nous dîmes-nous, ne con-
» naît-il pas les objets à la diversité de leurs formes, pourquoi
» ne distinguerait-il pas un *ut* d'un *sol*, un *A* d'un *F*, si ces
» caractères étaient rendus palpables ?

Le relief, tel est, en effet, le principe sur lequel repose l'ins-truction des aveugles.

Le premier usage du relief est consacré au premier degré de l'instruction : la lecture. (1) Dès le 16e siècle, en Espagne et en Italie, on grava des lettres en bois à l'usage des aveugles ; mais ces lettres étaient creuses au lieu d'être saillantes. En 1640, Pierre Moreau imagina des lettres mobiles en plomb. Mais l'idée et l'exécution de livres imprimés en relief appartiennent entière-ment à V. Haüy.

_____

(1) Dufau. — Education des aveugles.

C'est de ces livres imprimés par les aveugles eux-mêmes, et réduits maintenant à des proportions plus commodes par l'adoption du système américain, que l'on se sert encore aujourd'hui dans les écoles d'aveugles.

A l'aide des caractères en relief, l'aveugle peut apprendre à lire ; mais, ce n'est pas assez : il faut encore qu'il sache écrire, et, s'il est possible, qu'il puisse, après avoir déposé ses idées sur le papier, les relire, les corriger à son gré. Ce problème difficile est résolu par l'invention de l'écriture en points saillants.

Ce curieux procédé d'écriture est dû à M. Ch. Barbier de Laserre, et a été perfectionné et simplifié par M. L. Braille, professeur aveugle de l'Institut de Paris.

Il consiste en une planche de bois ou de cuivre, rayée de lignes gravées en creux, et sur laquelle on applique le papier.

Sur cette planche se place une réglette ou bande de cuivre percée d'un double rang de trous carrés, embrassant trois lignes, et dont chacun est destiné à recevoir l'empreinte d'un des caractères de l'écriture. — Cela se fait au moyen d'un poinçon qui peut, dans l'espace que présente un de ces trous, percer le papier en six endroits différents.

Les diverses combinaisons de ces six points produisent une série de figures correspondant aux caractères alphabétiques. Ainsi un seul point sur la ligne supérieure représente un a ; deux points, l'un sur la première, l'autre sur la seconde ligne, figurent un b, et ainsi de suite.

Les caractères s'écrivent à rebours et de droite à gauche. La page terminée, l'aveugle retourne le papier et, palpant un à un les caractères, relit cette fois de gauche à droite, ce qu'il vient d'écrire.

La planche à calcul est un cadre percé de cases nombreuses où viennent s'adapter des chiffres mobiles en plomb. L'aveugle les place et les déplace à son gré, et peut ainsi exécuter les opérations les plus complexes de l'arithmétique.

Le procédé d'écriture que nous avons décrit ne suffit pourtant pas encore : par son moyen, l'aveugle peut écrire pour lui, pour ses condisciples, pour ses maîtres ; mais il ne peut être lu des personnes non initiées au système de caractères dont il fait usage.

Il est donc important qu'il apprenne à se servir des lettres telles que tout le monde les connaît, afin que tout le monde aussi puisse le lire. Mais les obstacles que l'aveugle doit surmonter pour parvenir à tracer les caractères de l'écriture sont nombreux. Former les lettres, leur donner une hauteur et une largeur égales, écrire droit, et laisser entre les lettres et les mots les intervalles nécessaires, ces difficultés sont presque insurmontables pour celui qui n'a pas la vue pour guider sa main mal assurée. Mais il est des procédés ingénieux au moyen desquels la tâche devient facile. Un des plus simples est le typhlographe, inventé par M. Gall, d'Edimbourg.

Il consiste en une planche à laquelle s'adapte une double règle, où glisse, avec la main et le crayon de l'élève, un léger instrument, guide mobile et sûr, à l'aide duquel on obtient une écriture d'une régularité parfaite.

La musique s'écrit en points saillants, en donnant à chacune des sept premières lettres de l'alphabet la valeur d'une des notes de la gamme. Des signes particuliers marquent les clefs, les valeurs, pauses, soupirs, et généralement toutes les indications nécessaires.

Un jeune aveugle, étudiant sa leçon de piano, lit de la main gauche la partie que doit exécuter et qu'exécute pendant la lecture la main droite ; puis, il lit, avec la main droite, la partie qu'exécute la main gauche ; puis les deux mains exécutent ensemble et ainsi successivement jusqu'à ce que le morceau soit appris en entier.

Nous avons rapidement décrit les principaux procédés empoyés dans l'instruction des aveugles. Mis à même de lire et d'écrire, il n'est pas de genre d'étude qu'ils ne puissent aborder. Ici se présente une objection. A quoi bon instruire de la sorte des individus que leur infirmité mettra toujours dans l'impossibilité de tirer parti des connaissances qu'ils auront acquises ?

Mais est-il vrai que les aveugles ne puissent exercer les professions libérales auxquelles conduit une instruction étendue et variée ? — Rien ne le prouve ; bien plus, nous sommes à même de démontrer par des exemples que cette incapacité n'existe pas (1).

Nous n'avons qu'à feuilleter l'histoire.

Au 4e siècle, Didyme occupa avec éclat la célèbre chaire d'Alexandrie et fut le maître de saint Jérôme. Au 15e siècle, Nicaise, de Malines, enseigne le droit à l'Université de Cologne et est consacré prêtre. Phernandus, de Bruges, remplit une chaire à l'Université de Paris. Pierre Dupont, au 16e siècle, enseigne les belles lettres. Saunderson, né en 1682 à Thurlston (comté d'York), professa l'optique à l'université de Cambridge. Ses connaissances en mathématiques étaient des plus étendues, et il a laissé des ouvrages aussi curieux qu'estimés. Alex. de Rodenbach, né à Roulers, un des premiers élèves de Haüy, membre du Congrès en 1830, membre de la Chambre des représentants et bourgmestre de la commune qu'il habite, est enfin une illustration toute contemporaine et toute nationale.

Les aveugles, on le voit, peuvent se distinguer dans toutes les branches de la science humaine. Mathématiques, belles-lettres, droit, administration, enseignement, toutes les carrières leur sont ouvertes, et ils ont prouvé qu'ils pouvaient les parcourir avec éclat.

Nous n'avons pourtant pas encore parlé de l'art pour lequel ils semblent avoir une vocation toute spéciale. La musique est, pour eux, non pas seulement une distraction, mais une passion véritable.

Dès l'âge le plus tendre, l'aveugle prête l'oreille avec délices aux accords de la voix et des instruments ; mais lorsqu'il lui est donné, par l'étude de la musique, de mieux comprendre, en les analysant, les impressions qu'il en reçoit, d'exécuter et de composer des mélodies lui-même, son bonheur atteint des proportions dont nous avons peine à nous faire une idée. Il lui semble,

(1) Dufau. — Education des aveugles.

comme le dit un d'entre eux, qu'un monde nouveau et magnifique vient de s'ouvrir devant lui.

Aussi, le voit-on se livrer à l'étude de cet art avec une ardeur sans pareille, et obtenir presque toujours des succès remarquables.

L'Institut des jeunes aveugles à Paris seul a fourni aux églises de France plus de vingt organistes et maîtres de chapelle, et les professeurs de musique vocale et instrumentale aveugles-nés sont également nombreux en France.

Il nous reste à mentionner les travaux manuels des aveugles. Si chacun ne pouvait se convaincre par ses yeux de la réalité de ce que nous avançons, nous hésiterions à dire que des mains de ces hommes privés de la vue sortent de véritables chefs-d'œuvre de goût, de patience et d'adresse ; des objets d'un fini, d'une perfection irréprochables ; des coupes élégantes, des pièces d'échiquier, des vases, des meubles précieux ; tous les produits de l'art du tourneur et de l'ébéniste, de l'industrie du brossier, du vannier, du tisserand.

Quelques-uns exercent la profession de facteurs et accordeurs de pianos. M. Montal, inventeur de perfectionnements notables apportés à cet instrument, est en même temps le plus habile accordeur de Paris.

Tous les aveugles ne sont pas doués d'une intelligence également active ; mais tous peuvent, par l'instruction, être rendus utiles à eux-mêmes et à leurs semblables. Aux intelligences d'élite, les professions libérales ; aux esprits médiocres, les professions manuelles.

Il est possible, et c'est là l'important, d'arracher les aveugles à l'abjection de la mendicité, déplorable profession à laquelle beaucoup d'entre eux sont voués, dès l'enfance, par la cupidité des parents, spéculant sur la compassion qu'ils inspirent.

Il s'en faut beaucoup que ce but ait été atteint jusqu'à présent. V. Haüy dut payer à tant la journée son premier élève. Nous doutons que, même en employant ce moyen, on réussît à réunir beaucoup d'élèves dans nos écoles.

Il y aurait cependant un moyen : ce serait d'interdire la mendicité aux enfants aveugles en âge d'être instruits, et de les placer d'autorité dans les établissements fondés pour les recevoir. Les parents murmureraient peut-être, mais l'Etat et la morale publique ne pourraient qu'y gagner.

D. DE BALEINE.

TABLEAU

DES MEMBRES DE LA COMMISSION ADMINISTRATIVE DE L'INSTITUT ROYAL
DES SOURS-MUETS ET DES AVEUGLES DE LIÉGE, ÉLUS PAR LES
SOUSCRIPTEURS DEPUIS LA PREMIÈRE ASSEMBLÉE GÉNÉRALE TENUE
LE 27 AOUT 1820.

---

1 ANDRÉ , *Chapelain du Collége royal de Liége*, élu le 27 août 1820, démissionnaire le 14 juillet 1822.

2 CHARMANT (L. J.) *Principal du Collége royal de Liége*, élu le 27 août 1820, démissionnaire le 17 août 1823.

3 CHOKIER (C.) *Juge de paix*, élu le 27 août 1820, décédé le 21 novembre 1851.

4 COMHAIRE (J. N.) *Professeur à l'Université*, élu le 27 août 1820, démissionnaire le 14 juillet 1822·

5 DESTRIVEAUX (P. J.) *Professeur à l'Université*, élu le 27 août 1820, démissionnaire le 15 mai 1828.

6 GERICKE DE HERWYNEN (J. E. P.) *Directeur des droits d'entrée*, élu le 27 août 1820, décédé le..... 1846.

7 GRANDGAGNAGE (C. E. F. J.) *Inspecteur en chef des droits d'entrée*, élu le 27 août 1820, démissionnaire le 17 août 1823.

8 HALENG (A.) *Ancien contrôleur en chef de l'octroi*, élu le 27 août 1820, démissionnaire le..... 1836.

9 NAGELMACKERS (G.) *Conseiller de régence*, élu le 27 août 1820, démissionnaire le 24 juin 1828.

10 WILMAR (E.) *Ingénieur en chef du Waterstaat*, élu le 27 août 1820, démissionnaire le 26 avril 1827.

11 FOHIR (H.) *Professeur au Collége royal*, élu le 14 juillet 1822.

12 D'OTREPPE DE BOUVETTE (A.) *Auditeur militaire*, élu le 14 juillet 1822, démissionnaire le 1 août 1824.

13 DEJAER (G. W. J.) *Receveur des contributions*, élu le 17 août 1823, démissionnaire le 24 juin 1828.

14 POTESTA DE ROSEN (G. L. Baron de) *Receveur des Accises*, élu le 17 août 1823, décédé le..... 1836·

15 Warnkoenig (L.) *Professeur à l'Université*, élu le 1 août 1824, démissionnaire le..... 1827.

16 Gerlache (E. C. de) *Conseiller de régence*, élu le 27 janvier 1825, démissionnaire le 3 0 juillet 1825.

17 Grégoire (H.) *Avocat*, élu le 10 juillet 1825, démissionnaire le 13 novembre 1833.

18 Tombeur, *Docteur en médecine*, élu le..... 1827, décédé le..... 1849.

19 Guillery (H.) *Professeur au collége royal*, élu le 24 juin 1828, démissionnaire le 24 mai 1843.

20 Haenen (B. N.) *Conseiller à la cour*, élu le 24 juin 1828, démissionnaire le 2 mars 1844.

21 Lavallbye (J. N.) *Receveur de l'Enregistrement*, élu le 24 juin 1828, démissionnaire le 24 décembre 1851.

22 Leclercq (M. N. J.) Conseiller à la cour, élu le..... 1828, démissionnaire le 25 juillet 1830.

23 Ernst (A. N. J.) *Professeur à l'Université*, élu le 25 juillet 1830, démissionnaire le 19 mai 1839.

24 Moulan (C.) *Avocat*, élu le 13 novembre 1833, démissionnaire le 15 mars 1836.

25 Visschers (A.) *Directeur de l'Administration des mines*, élu le 15 juin 1836.

26 Arnould (D.) *Administrateur inspecteur de l'université*, élu le 19 mai 1839.

27 Francotte-Pieltain, *Conseiller provincial*, élu le 19 mai 1839, démissionnaire le 24 mai 1843.

28 Villenfagne de Vogelsanck (L. Baron de) *Administrateur de la Banque liégeoise*, élu le 19 mai 1839, démissionnaire le 10 décembre 1849.

29 Mockel (A.) *Avocat*, élu le 24 mai 1843, démissionnaire le 5 avril 1850.

30 Renoz (E. J. N. A.) *Notaire*, élu le 24 mai 1843, démissionnaire le 10 décembre 1849.

31 Bouhtay (H. N.) *Général major pensionné*, élu le 10 novembre 1844.

32 Briart (L.) *Avocat*, élu le 17 décembre 1849, décédé le 10 juin 1851.

33 Le Roy (A.) *Professeur à l'Université*, élu le 17 décembre 1849.

34 Wasseige (C.) *Conseiller provincial*, élu le 17 décembre 1849.

35 Brigode (O. Comte de) *Propriétaire*, élu le 31 décembre 1851, démissionnaire le 3 janvier 1855.

36 Falloise (A.) *Avocat*, élu le 31 décembre 1851.

37 Potesta de Waleffe (L. Baron de) *Conseiller à la cour*, élu le 31 décembre 1854.

38 Capitaine (U.) *Industriel*, élu le 9 décembre 1854.

39 Martini (C. Comte) *Avocat*, » » » »

Membres du Bureau depuis 1820 jusqu'en 1858.

Président-honoraire.

Gericke de Herwynen (J. E. P.) 1825-1846.

Présidents.

Gericke de Herwynen (J. E. P.) 27 août 1820.
Destriveaux (P. J.) 27 janvier 1825.
Potesta de Rosen (G. L. Baron de) 15 mai 1828.
Haenen (B. N.) 25 juillet 1830.
Arnould (D.) 2 mars 1844.

Vice-Présidents.

Destriveaux (P. J.) 27 août 1820.
Nagelmackers (G.) 27 janvier 1825.
Haleng (A.) 26 avril 1827.
Guillery (H.) 21 mai 1839.
Arnould (D).... 1841.
    Depuis 1844 *néant.*

Secrétaires.

Wilmar (E.) 27 août 1820.
Grégoire (H.) 26 avril 1827.

Foeir (H.) 27 janvier 1831 (*interim*)
Moulan (C.) 13 novembre 1833.
Visschers (A.) 30 mai 1836.
Mockel (A.) 7 novembre 1843.
Le Roy (A.) 5 avril 1850.

Trésoriers.

Chokier (C.) 27 août 1820.
Foeir (H.) 21 août 1823.
Briart (L.) 17 décembre 1849.
Lavalleye (J. N.) 17 juin 1851.
Falloise (A.) 31 décembre 1851.

TABLEAU DU PERSONNEL.

NOMS.	PRÉNOMS.	QUALITÉ.	DATE ET LIEU DE NAISSANCE.	DATE DE LA NOMINATION.
Berard,	Antoine-Louis-Jos.	Directeur du pensionnat.	Liége, 20 mai 1812.	20 mai 1840.
Durup de Baleine,	Achille-Guillaume.	Prof^r en chef, directeur de l'enseignement.	Paris, 11 mars 1817.	Septembre 1842.
Henrion,	Joseph.	Professeur.	Verviers, 12 janvier 1793.	Juin 1821.
Boinem (M^e),	Jeanne.	Institutrice.	Liége, 20 juin 1824.	Octobre 1847.
Guerette (M^e),	Elise.	Institutrice.	Liége, 15 janvier 1832.	Janvier 1844.
Forir,	Mélanie.	Maîtresse couturière.	Liége, 15 décembre 1833.	Novembre 1852.
Bredel,	Michel.	Maître tailleur.	Liége, 13 janvier 1795.	Octobre 1840.
Dupont,	Thomas.	Maître cordonnier.	Liége, 28 août 1797.	Juin 1856.

RÉGLEMENT

DE L'INSTITUT ROYAL DES SOURDS-MUETS ET DES AVEUGLES.

But de l'Établissement. — Commission Administrative.

Art. 1er. L'Institut a pour objet de donner aux enfants Sourds-Muets ou Aveugles l'éducation religieuse et intellectuelle qu'ils sont susceptibles de recevoir, et de les mettre à même de pourvoir à leur subsistance par l'exercice de quelque profession industrielle.

Art. 2. Il est administré par une commission composée de sept membres au moins et de dix au plus, nommés par les souscripteurs en assemblée générale.

Art. 3. La Commission se réunit au moins une fois par mois, pour régler toutes les affaires d'administration.

Art. 4. Chacun de ses membres, à tour de rôle, se rend, pendant une semaine, à l'Institut pour visiter les classes et surveiller la marche de l'établissement.

Les commissaires de semaine font à la prochaine séance un rapport à leurs collègues sur le résultat de leurs observations.

Chapitre 1er. — Enseignement.

Art. 5. L'enseignement comprend : la lecture, l'écriture, le calcul, la géographie, l'histoire, la grammaire. Il comprend en outre pour les Sourds-Muets, le langage mimique, l'articulation, le dessin, la ciselure et la sculpture ; pour les Aveugles, la musique.

Art. 6. Chacun des élèves est exercé, selon son aptitude, à l'apprentissage d'un métier.

Art. 7. L'enseignement est donné par des professeurs attachés à l'établissement, sous la direction d'un professeur en chef, et d'après un programme approuvé par la Commission et réglant l'emploi du temps.

L'enseignement religieux est donné par l'aumônier et, sous sa direction, par les professeurs.

L'éducation industrielle est donnée par des chefs d'atelier, dans l'Institut même ou en ville, sous la direction de l'économe.

Art. 8. A la fin de chaque trimestre, le professeur en chef remet à la Commission un bulletin de la santé, de la conduite et des progrès des élèves. Ces bulletins visés par la Commission, sont adressées aux parents ou protecteurs qui en font la la demande.

Art. 9. Lorsque les ressources de l'établissement le permettront, il y aura, vers la fin de l'année scolaire, une séance publique d'exercices des élèves, suivie de la distribution des prix.

Art. 10. Les punitions infligées aux élèves, sont les suivantes :
Les privations imposées à table ;
La privation d'une promenade ou récréation ;
Les mauvaises notes affichées dans les classes ;
Les arrêts ;
L'exclusion.

Art. 11. Il ne peut être infligé aucun châtiment corporel ou qui soit de nature à exposer les élèves à la risée de leurs condisciples.

Art. 12. L'exclusion ne peut être prononcée que par la Commission ; les autres punitions sont infligées par les professeurs et les chefs d'atelier pendant leurs leçons. et par l'économe pendant le reste de la journée.

Art. 13. Chacun d'eux doit faire exécuter, en ce qui le concerne, les punitions infligées par un autre, après en avoir reçu avis. Mais ces corrections ne peuvent pas contrarier les dispositions arrêtées pour les heures de leçons par le programme de l'emploi du temps.

Art. 14. Les devoirs extraordinaires ne sont pas imposés comme une peine ; les professeurs doivent les faire considérer comme un moyen de réparer le temps perdu , par un travail fait avec plus de soin.

Art. 15. L'instituteur doit chercher à prévenir les fautes par des observations générales et des exhortations puisées dans le sujet qu'il traite.

Art. 16. Il se concertera avec les parents des élèves , dans le but d'imprimer une bonne direction à leurs enfants ; il mettra, autant que possible, en harmonie l'éducation domestique et celle de l'établissement.

Art. 17. Il y a chaque année deux vacances : l'une depuis le mercredi de la semaine sainte jusqu'au dimanche après Pâques ; la seconde, depuis le dernier samedi du mois d'août, jusqu'au premier lundi du mois d'octobre.

Chapitre II. — Admission.

Art. 18. Les élèves ne sont pas admis avant l'âge de 8 ans ni après l'âge de 15 ans ; ils ne peuvent y rester plus de 10 années.

Art. 19. Tout élève devra être porteur de son acte de naissance et d'un certificat constatant qu'il a été vacciné.

Art. 20. Avant d'être reçu, il sera soumis par le professeur en chef à un examen ayant pour but de constater le degré de surdité ou de cécité dont il est atteint, et de reconnaître si ses facultés le rendent susceptible de profiter de l'enseignement.

Art. 21. Les élèves externes sont admis à fréquenter gratuitement les classes, sur la présentation d'un souscripteur.

Art. 22. Le prix de la pension, pour les élèves internes, est de fr. 450 payables par anticipation et par trimestre. Il est de fr. 300

pour les élèves indigents envoyés par les administrations des communes rurales.

Art. 23. Les élèves internes doivent être munis du trousseau suivant, savoir :

Pour les Garçons.

2 paires de souliers ou bottines.

6 paires de chaussettes, dont 2 en laine.

6 chemises.

6 mouchoirs de poche.

6 essuie-mains.

4 serviettes.

4 cravattes, dont 2 noires.

1 casquette et 1 chapeau.

3 bonnets de nuit.

1 habit de drap.

1 pantalon et 1 gilet de drap.

2 blouses.

1 veste en drap, de moindre qualité.

1 pantalon id.   id.

2 pantalons de coutil.

1 brosse à habits.

1 démêloir et un peigne fin.

Pour les filles.

2 paires de souliers.

6 paires de bas dont 2 en laine.

6 chemises.

6 mouchoirs de poche.

4   Id.   de cou.

2 robes de mérinos.

2 id. de coton.

4 tabliers.

3 bonnets de nuit.

3 cornettes.

6 essuie-mains.
4 serviettes.
2 jupons en siamoise.
1 chapeau de paille.
2 brosses à souliers.
1 démêloir et un peigne fin.
1 brosse à dents.

Art. 24. Moyennant une somme une fois payée de fr. 250 pour les garçons et de fr. 200 pour les filles, l'Institut se charge de la confection du trousseau des indigents, et le renouvelle à ses frais. — Les élèves habillés aux frais de l'Institut ont un costume uniforme.

Chapitre III. — Pensionnat.

Art. 25. La gestion du pensionnat appartient exclusivement à l'économe, sous la surveillance de la Commission.

Art. 26. Cette dernière, jusqu'à disposition contraire, assure à l'économe 400 francs annuellement, par élève interne. Cette somme lui est payée par douzième et par mois.

Art. 27. L'économe se charge de la nourriture, du blanchissage et du chauffage ; néanmoins, la Commission pourra, dans des cas exceptionnels, lui accorder une indemnité pour le charbon.

Art. 28. Il fournit à ses frais le linge de table et la vaisselle. Chaque élève aura son couvert, un gobelet et une serviette. Le linge sera renouvelé au bout de huit jours.

Art. 29. Les draps de lit et les taies d'oreillers sont à la charge de l'économe qui est tenu de les renouveler tous les mois, et plus souvent en cas de maladie ou d'infirmité. Il fournit également les essuie-mains du vestiaire.

Art. 30. La nourriture des élèves sera saine et abondante. Ils feront quatre repas composés, savoir :

Le déjeûner et le goûter, — de café au lait, avec tartines de pain de ménage.

Le dîner, — d'une soupe, une viande, un légume avec pain et bière. Les dimanches et les jours fériés il y aura deux viandes et deux légumes.

Le souper, — d'un légume chaud ou d'une salade avec tartines et bière.

Dans ces repas, le pain ou les tartines seront données à discrétion.

Art. 31. La commission fournit les formes de lit, matelats, paillasses, traversins, oreillers, couvertures, courte-pointes, tables de nuit et accessoires, ainsi que les tables et chaises pour le réfectoire et généralement tous les meubles nécessaires aux élèves.
Elle se charge aussi de l'éclairage.

Art. 32. Des médicaments sont fournis par la Commission ; il en est de même des honoraires des médecins, à moins que les parents ne fassent choix d'un médecin autre que ceux de l'établissement.

Art. 33. Toute communication entre les élèves des deux sexes est interdite. La porte qui sépare les deux sections de l'établissement restera toujours fermée. L'économe en tiendra la clef.

Art. 34. Les repas des garçons seront présidés par l'économe, et ceux des filles par sa femme ; ils veilleront à ce que les élèves se conduisent avec ordre et bienséance. — Le service de la table se fera par des domestiques.

Art. 35. L'entrée du réfectoire est interdite entre les heures des repas ; il en est de même de celle des dortoirs avant l'heure du coucher.

Art. 36. L'économe fera tous les jours aérer les dortoirs et remplir d'eau fraîche les réservoirs des cabinets de toilette.

Art. 37. Ses domestiques assisteront, dans les soins de toilette et de propreté, les aveugles et les plus jeunes élèves.

Art. 38. Le linge de corps sera changé une fois par semaine par les soins de l'économe, sauf les cas prévus par l'art. 29.

Art. 39. Il veillera à ce que l'établissement soit tenu en état de propreté ; il fera nettoyer tous les jours , les classes, les ateliers, les escaliers et les lieux d'aisance. Les domestiques sont à ses frais, mais la Commission se réserve la faculté d'exiger leur remplacement

Art. 40. L'économe est spécialement chargé d'annoncer, par le son de la cloche, le commencement et la fin de chaque exercice.

Art. 41. Il est tenu d'accompagner les élèves aux offices , les dimanches et les jours fériés ; il veillera à ce qu'ils accomplissent leurs devoirs religieux, aux époques fixées par l'aumônier.

Art. 42. Les prières du matin et du soir auront lieu en commun ; elles seront récitées, par chaque élève, à tour de rôle, par la dactylologie et par l'articulation.

Art. 43. Lorsque le temps le permettra, les élèves feront une promenade, les jours de récréation, sous la conduite de l'économe ou d'un instituteur ; l'un et l'autre sont chargés de leur donner des explications sur les objets dont il peut être tiré parti pour développer leur intelligence.

Chapitre IV. — Dispositions générales,

Art. 44. L'Institut Royal des Sourds-Muets et des Aveugles est accessible à chacun, mais sans communication avec les élèves pendant les classes.

L'économe recevra les visiteurs et les conduira dans la maison des garçons ; la femme de l'économe les introduira dans la maison des filles.

Art. 45. Avant de donner aux visiteurs l'accès des classes, ils avertiront le professeur en chef ; celui-ci donnera tous les renseignements qui lui seront demandés sur les études et les méthodes d'enseignement et fera faire des exercices aux élèves.

Art. 46. Les visiteurs seront invités à inscrire leurs noms dans l'album tenu, à cet effet, par l'économe.

Art. 47. Les élèves ne pourront sortir, pendant l'heure des classes, qu'avec l'autorisation du professeur en chef ou du délégué de la Commission.

Art. 48. Après les leçons, cette autorisation pourra être donnée aux élèves internes par l'économe.

Art. 49. Ces permissions ne seront accordées que dans des cas exceptionnels, sauf les dimanches et jours fériés et les jeudis après le dîner.

Art. 50. Les élèves ne pourront sortir que sous la conduite des parents ou d'un ami désigné par ceux-ci.

Art. 51. Ils doivent toujours être rentrés pour l'heure du souper.

Art. 52. Il y a exception aux dispositions qui précèdent pour les élèves qui vont prendre des leçons en ville.

Arrêté en séance du 3 mars 1848.

LES MEMBRES DE LA COMMISSION ADMINISTRATIVE :

D. ARNOULD, Administrateur-Inspecteur de l'Université, Président.

FORIR, Professeur au Collége, Trésorier.

Ch. CHOKIER, Juge de Paix.

LAVALLEYE, Receveur de l'Enregistrement.

Bᵃ. L., De VILLENFAGNE de VOGELSANCK, Administrateur de la Banque Liégeoise.

RENOZ, Notaire et membre du conseil communal.

BOUHTAY, Général en retraite.

Ad. MOCKEL, Avocat, Secrétaire.

PROGRAMME DE L'ENSEIGNEMENT.

A. SECTION DES SOURDS-MUETS.

L'ordre et l'unité dans l'enseignement étant la condition indispensable de tout succès, la commission administrative a senti de bonne heure la nécessité d'un programme qui, définissant avec clarté les matières à enseigner, pût servir de règle aux professeurs, et fournir en même temps aux personnes appelées à diriger l'établissement un moyen de constater et les progrès des élèves, et les efforts des instituteurs.

Un plan d'études a donc été formulé sur les bases posées dans les conférences des professeurs de l'école de Paris, puis soumis aux délibérations de la Commission qui, en l'adoptant, a pris les mesures les plus propres à en assurer l'exécution.

C'est ce programme que nous allons mettre sous les yeux du lecteur, en le faisant précéder de quelques remarques qui en feront mieux comprendre l'esprit et la distribution.

Pour parler une langue, il faut d'une part, connaître la valeur des mots qui en composent le vocabulaire ; de l'autre, savoir faire usage de ces mots selon les règles qui sont propres à cette langue.

Conformément à ce principe, le programme se divise en deux parties :

1° Développement du vocabulaire présenté par séries se complétant d'année en année, jusqu'à ce qu'elles arrivent à embrasser le cercle entier des mots de la langue.

2° Grammaire pratique. On trouvera sous ce titre l'indication des formes et des règles grammaticales qu'il s'agit d'enseigner au sourd-muet ; non pas un exposé didactique de ces règles, puisque l'élève ignore encore les mots à l'aide desquels ces formules seraient déduites ; mais une suite d'exemples, dont l'opposition ou l'analogie feront clairement ressortir le fait grammatical que l'on veut faire connaître.

En un mot, nous enseignons la langue par l'usage, nous réservant de revenir plus tard à la théorie, lorsque l'élève sera en état de lire les ouvrages spéciaux qu'on met entre les mains des enfants ordinaires.

Quoique dans le programme qu'on va lire, le vocabulaire et l'indication des formes grammaticales se présentent séparément, ces deux enseignements doivent être simultanés.

L'emploi des nomenclatures des mots isolés charge la mémoire de l'enfant sans exercer son intelligence, ce qu'il faut éviter. Nous présentons donc les mots du vocabulaire dans des phrases simples, où l'élève les trouve accompagnées des actions qui s'y rapportent et des qualités qui leur sont propres ; en même temps que par le choix et la succession de ces phrases, on arrive à mettre en lumière les faits grammaticaux indiqués dans la seconde partie du programme.

Le cours d'instruction se divise en six années ou périodes.

De la première à la quatrième, l'élève parcourt tout le vocabulaire et apprend à faire usage de toutes les formes grammaticales, selon les règles qui en déterminent l'emploi.

La cinquième es: consacrée plus spécialement à l'enseignement religieux et à des exercices répétés sur les matières des années précédentes (1).

Pendant la sixième année, à l'issue de laquelle le sourd-muet va quitter l'école pour rentrer dans sa famille, nous nous appliquons à lui donner le plus de notions possible sur les habitudes générales, les mœurs, les devoirs de la société où il va faire le premier pas, et surtout, sur les circonstances particulières se rappor-

(1) M. Dewaide, curé-doyen de l'église S. Martin, à Liége, dirige l'enseignement religieux de l'Institut depuis plusieurs années, et en fait personnellement l'objet d'un cours régulier, qu'il poursuit avec un zèle, une patience et un dévouement au-dessus de tout éloge.

tant à la condition spéciale dans laquelle il va être appelé à vivre.

Quoique l'enseignement de la langue soit le but principal que l'on se propose dans l'instruction du sourd-muet, les études spéciales n'ont pas été oubliées. Elles figurent au programme sous les titres de *Calcul*, *Géographie*, *Histoire naturelle*, *Histoire sacrée*, *Histoire nationale*.

Nous pensons que si l'instruction proprement dite est par elle-même un grand bienfait, elle n'est destinée à porter tous ses fruits, qu'autant qu'elle est accompagnée et dominée même dans toutes ses parties par l'*éducation*.

Nous voulons donc que l'enseignement moral entre toujours pour une forte part dans chacune des leçons que l'on mettra sous les yeux de l'élève, indépendamment des instructions spéciales que l'on trouvera indiquées à la suite de chaque période, à savoir : *civilité*, *enseignement moral*, *enseignement religieux*.

Le programme se complète par l'indication de divers cours qui, quoique donnés par des maîtres particuliers, et sortant du cadre général des leçons, doivent, en raison de leur importance, figurer à la suite des exercices intellectuels qui font l'objet de notre plan d'études.

Tels sont : l'articulation artificielle et la lecture sur les lèvres qui mettent à la disposition du sourd-muet de nouveaux moyens de communiquer avec les autres hommes et surtout avec ceux qui, ne sachant ni lire ni écrire et ignorant le langage des gestes, ne peuvent exprimer leurs pensées que par l'intermédiaire de la parole articulée.

Le dessin, pour lequel le sourd-muet paraît avoir des dispositions particulières.

La gymnastique, qui fortifie les organes, prévient les maladies, donne au corps la souplesse et la grâce.

Et enfin l'enseignement et la pratique d'une profession manuelle, si nécessaire à ces enfants qui, appartenant pour la plupart à des familles déshéritées de la fortune, trouveront, dans la connaissance d'un métier, les moyens de pourvoir à leurs besoins et de vivre indépendants de la charité publique et des secours de leurs proches.

PREMIÈRE ANNÉE.

Transporté au milieu d'étrangers, dans un but qu'il ne peut comprendre encore, le jeune sourd-muet se livre tout d'abord à l'emportement et au désespoir. Les larmes, les violences, les tentatives d'évasion remplissent les premières heures de son séjour à l'établissement.

Il faut calmer ses colères, apaiser ses pleurs, distraire son chagrin. Ses nouveaux camarades s'y emploient de leur mieux et triomphent facilement de ses défiances et de ses terreurs.

Bientôt il se laisse séduire par leurs prévenances, intéresser à leurs jeux et à leurs gestes expressifs.

Réconcilié enfin avec sa position, chaque instant meuble sa mémoire de nouveaux signes, et il s'écoule peu de temps avant qu'il ne s'établisse entre lui et ses condisciples des rapports, de jour en jour plus variés et plus étendus.

Se sentant compris de ceux qui l'entourent, il raconte, s'informe, observe et ne tarde pas à demander de lui-même à prendre part aux études qui nous occupent.

Nous nous hâtons alors de l'initier à l'écriture, puis, à la dactylologie ou alphabet manuel, qui est l'art de représenter à l'aide des doigts de la main les caractères de l'écriture ; enfin, au langage mimique tel qu'il se parle dans l'établissement.

Bientôt, il connaît quelques mots, en comprend la signification et peut les retracer par l'écriture. Alors seulement commence pour lui la série d'études qui va remplir la première année de son instruction.

DÉVELOPPEMENT DU VOCABULAIRE.

Tous les matériaux du travail ci-dessous ont été choisis parmi ceux qui ont un rapport direct, immédiat et journalier avec l'enfant, auquel on ne présente d'abord qu'un petit nombre de mots, et les principaux seulement de chaque série.

6

SUBSTANTIFS.	ADJECTIFS.	VERBES.
1° Objets les plus usuels qui entourent l'élève.	Qualités de couleur, de forme et de dimension.	Actions pouvant être exécutées par l'enfant au sujet des objets qu'on lui présente : *montrer*, *donner*, *prendre*, etc.
2° Vêtements d'homme et de femme.	Idem.	Idem.
3° Aliments et boissons.	Qualités sensibles au goût.	Actions relatives aux besoins physiques : *manger*, *boire*, *dormir*, *aller*, *venir*, *jouir*, etc.
4° Parties du corps.	Qualités se rapportant à ces parties.	Actions propres aux différents organes : *voir*, *entendre*, *goûter*, *sentir*, *marcher*, etc.
5° Objets dont on se sert dans une classe, pour le travail de bureau ou d'aiguille.	Qualités de couleur, de forme, de dimension.	Actions relatives à l'étude et au travail manuel : *étudier*, *apprendre*, *savoir*, *coudre*, etc.
6° Objets relatifs à la toilette..	Id.	*Se laver*, *se peigner*, *s'habiller*, etc.
7° Animaux domestiques ou sauvages.	Id.	Actions correspondantes : *porter*, *traîner*, etc.
8° Meubles.	Id.	Soins de la maison : *balayer*, *nettoyer*, *serrer*, *ouvrir*, *fermer*, etc.
9° Maison et ses parties.	Id.	Actions relatives à la préparation de la nourriture : *cuire*, *rôtir*, *saler*, *assaisonner*, etc.
10° Jardin, arbres, fruits, fleurs.	Id.	*Planter*, *semer*, *tailler*, etc.
11° Ustensiles de ménage.	Id.	Actions correspondantes.
12° Premiers degrés de parenté.	Qualités morales de l'homme.	*Aimer*, *soigner*, *caresser*, *nourrir*, etc.

SUBSTANTIFS.	ADJECTIFS.	VERBES.
13° Dénomination de l'homme suivant son sexe, sou âge, sa condition.	Qualités morales de l'homme.	Verbes relatifs aux relations de l'élève avec ses maîtres, ses condisciples, etc. : *obéir*, *commander*, *se quereller*, etc.
14° Noms d'état et de profession se rapportant aux premiers besoins de l'enfant.	Qualités relatives aux différents états.	Actions relatives aux différents états.
15° Division du temps : Jour et nuit (jours de la semaine).	Qualités correspondantes.	Verbes correspondants.
16° Le ciel et les astres.	Id.	Id.
17° Phénomènes les plus ordinaires, tels que la pluie, la neige, la grêle, etc.	Id.	*Neiger*, *pleuvoir*, *grêler*, *tonner*, etc.
18° Classification des objets, noms généraux.		

GRAMMAIRE PRATIQUE

OU DÉVELOPPEMENT PROGRESSIF DU DISCOURS PAR L'USAGE.

ARTICLES
{ le, la, les.
du, de la, des.
au, aux.

ADJECTIFS DÉTERMINATIFS.

Numéraux. Un, une.

Démonstratifs. Ce, cette, ces, cet.

Possessifs. Mon, ma, mes, etc.

Distinction du genre et du nombre.

Formation du pluriel dans les noms, du féminin et du pluriel dans les adjectifs.

Accord de l'adjectif en genre et en nombre.

PRONOMS {
personnels sujets. Je, tu, il, etc.
personnels régimes. Le, la, les.
interrogatifs. Qui, que, quoi.

VERBES. {
Forme impérative.
»   *expositive.*
»   *interrogative.*

Connaissances des trois temps absolus.

Conjugaison dans ces trois temps et sous les trois formes connues des verbes des 4 conjugaisons.

Verbes neutres et impersonnels.

Verbes être *et* avoir.

PRÉPOSITIONS. *Exprimant des rapports sensibles.* Sur, sous, dans, hors de, etc.

ADVERBES. *De manière.* Bien, mal... *De temps.* Hier, aujourd'hui.. *De quantité.* Peu, beaucoup, assez... *Interrogatifs.* Où, comment, combien....

CONJONCTIONS. Et, parce que, non, ni, oui.

NUMÉRATION. Jusqu'à cent. En chiffres et en toutes lettres.

EXERCICES DE L'INTELLIGENCE.

Composition de phrases sur le sujet grammatical de la leçon.

Composition de phrases détachées à la vue des tableaux de la première série.

Petits thèmes donnés par le maître, et où la modification de genre, de nombre, ou de temps, laissée en blanc, doit être indiquée par l'élève.

EXERCICES DE MÉMOIRE.

Leçons journalières apprises par cœur et répétées par écrit, par signes, par la dactylologie, et quand faire se peut, par l'articulation artificielle.

ÉTUDES SPÉCIALES.

Calcul. Numération. Exercices sur l'addition.
Articulation artificielle et lecture sur les lèvres.
Dessin.
Gymnastique.

ÉDUCATION.

ENSEIGNEMENT MORAL.

Notions premières de morale. Idées de soumission, de douceur, d'attention aux devoirs, d'ordre et de régularité dans les mouvements et dans les choses et de bon accord avec ses condisciples.

RELIGION.

Faire apprendre par cœur et répéter par signes les premières prières. — Quoique l'élève ne puisse encore comprendre le sens de ces actes de religion, il acquerra du moins l'habitude de les pratiquer. Le développement de son intelligence et l'extension des moyens de communication, dont nous avons déjà jeté les bases, nous permettront bientôt de lui faire sentir l'importance de ces pratiques pieuses que nous ne tarderons pas du reste à lui expliquer.

DEUXIÈME ANNÉE.

L'élève connaît déjà les noms d'un assez grand nombre d'objets ainsi que les qualités les plus sensibles qui les distinguent.

Nous reviendrons maintenant sur ces mêmes objets et nous les considérerons dans les parties qui les composent.

Passant ensuite de l'analyse à la synthèse, nous donnerons les noms généraux sous lesquels se rangent les diverses séries d'êtres animés ou inanimés que nous avons fait connaître.

Nous poursuivons, en même temps, l'étude des différentes formes grammaticales, obligeant l'élève à faire une application de ces formes, aussitôt qu'il les connaît et paraît les comprendre.

DÉVELOPPEMENT DU VOCABULAIRE.

Les matériaux de ce travail ont continué à être choisis dans le cercle des choses à la portée de l'enfant. On ne doit lui présenter, comme dans la première période, qu'un petit nombre, et les principaux seulement des mots de chaque nouvelle série, et toujours par petites phrases.

Développement de chaque série du vocabulaire de la première année ; en outre :

1° Noms des différentes parties { des vêtements, des meubles, des objets de ménage, d'un appartement, d'une chambre } en y joignant les adjectifs et les verbes qui s'y rapportent.

2° Analyse des différentes parties du corps humain.

3° Noms et analyse des différentes parties d'un quadrupède et d'un oiseau.

4° Insectes, poissons, reptiles ; leurs principales parties.

5° Classification du règne animal. Termes généraux.

6° Parties d'un jardin. Instruments de jardinage.

7° Arbres fruitiers et autres.

8° La fleur et ses parties.

9° Analyse d'un fruit. Parties d'un fruit.

10° Plantes potagères et autres.

11° Classification du règne végétal. Termes généraux.

12° Famille. Degré de parenté non encore connus.

13° Personnel de l'instruction. Rangs, fonctions.

14° Suite de la division du temps. Année, saisons, mois, jours, heures, etc.

15° Minéraux. Leurs usages.

16° Mots abstraits dérivés d'adjectifs sensibles, comme blancheur, pesanteur, longueur, etc.

GRAMMAIRE PRATIQUE

OU DÉVELOPPEMENT DU DISCOURS PAR L'USAGE.

PRONOMS
- *personnels régimes* { *directs.* Me, te, nous, vous, les... / *indir.* Moi, toi, lui, leur, elles...
- *interrogatifs.* Qui, à qui, lequel, auquel...
- *démonstratifs.* celui, celle, ceci, cela...
- *indéterminés.* on, quelqu'un, chacun, aucun, personne.

VERBES
- *Développement de l'indicatif et du participe présent.*
- *Présent habituel et simultané.*
- *Imparfait id.   id.*
- *Plus-que-parfait.*
- *Passé antérieur.*
- *Passé défini.*
- *Futur antérieur.*
- *Passé défini.*
- *Futur antérieur.*
- *Verbes passifs, pronominaux, réfléchis.*
- *Conjugaison des verbes sous toutes leurs formes et à tous leurs temps.*

ADVERBES
- *de manière.* Doucement, fortement, etc. Ainsi, de même, etc.
- *d'ordre.* D'abord, après, auparavant, ensuite, premièrement, secondement, etc.
- *de temps.* Souvent, quelquefois, d'ordinaire, toujours, jamais, dorénavant, tôt, tard.
- *de quantité.* Très, davantage, plus, trop, autant, encore.
- *interrogatifs.* Où, comment, combien, quand.

CONJONCTIONS
- Si, mais, ou, ni, lorsque, dès que, pendant que, afin, comme, aussi, quoique, que (à l'occasion des degrés de comparaison).

EXERCICES DE L'INTELLIGENCE.

1° Faire employer alternativement, pour l'expression d'un même fait, les formes *interrogative, expositive, dubitative, négative* et *affirmative*.

2° Prendre un récit pour sujet de dialogue entre le maître et l'élève, puis entre les élèves eux-mêmes.

3° Description d'un objet présent. Interroger sur sa forme, ses qualités, son usage, etc.

4° A la vue d'une gravure, faire la description du sujet qu'elle représente (description toujours provoquée par la question).

5° Obliger l'élève à transformer en récit ces dialogues, ou à en extraire une définition de l'objet dont il s'agit.

6° Descriptions de même nature, mais faites par écrit à la vue d'un objet ou d'une gravure et sans y être provoqué par la question.

EXERCICES DE MÉMOIRE.

Faire apprendre par cœur et répéter par signes et par écrit les leçons de chaque jour.

COMPOSITIONS.

Composition dictée. Rendre par écrit un fait raconté par le langage mimique.

Composition spontanée. Compte-rendu des actions, études, travaux, jeux.

Habitudes de l'élève ou des personnes qui l'entourent.

ÉTUDES SPÉCIALES.

Calcul. Numération jusqu'à mille, en chiffres et en toutes lettres.
Soustraction. Petits problèmes sur l'addition et la soustraction.
Exercices préparatoires sur la multiplication.
Articulation artificielle et lecture sur les lèvres.
Dessin.
Gymnastique.

ENSEIGNEMENT MORAL.

Développement des devoirs de l'enfant envers ses parents, ses condisciples, les domestiques et lui-même.

RELIGION.

Existence de Dieu en remontant des effets aux causes.

Existence de l'âme. Son indépendance des organes, ses principaux attributs, sa destination.

TROISIÈME ANNÉE.

L'enseignement des premières années embrasse, comme on vient de le voir, une notable partie des objets matériels, et déjà nous avons pénétré dans le monde intellectuel et moral.

Les formes grammaticales que nous avons passées en revue sont aussi assez nombreuses pour nous permettre de donner à nos compositions plus d'intérêt et d'étendue.

Jusqu'à présent l'élève s'est laissé, pour ainsi dire, conduire par la main; le temps est venu de l'exciter à réfléchir sur les textes que l'on met sous ses yeux, à exprimer de lui-même, par signes d'abord, et ensuite par écrit, les pensées qu'ils lui suggèrent.

Quelque imparfaite que soit la forme employée par lui, pourvu que la pensée soit juste, le maître s'en montrera satisfait.

Tous ceux qui s'occupent des sourds-muets ont pu remarquer le décousu de leurs idées et les difficultés qu'ils éprouvent à les traduire en langage écrit. Autant ils se prêtent volontiers à la description d'un fait; autant ils apportent d'apathie, presque de mauvaise volonté lorsqu'il s'agit de tirer les conséquences de ce fait, de le comparer avec un autre, de porter un jugement, d'émettre une opinion.

C'est pourtant ce à quoi il faut les pousser, les contraindre par tous les moyens possibles, puisque de là dépendent le développement de leur intelligence et le succès de leurs études.

DÉVELOPPEMENT DU VOCABULAIRE.

Développement du vocabulaire de 1re et de 2me année; en outre :

1° Noms des ouvriers fabriquant les objets de luxe et de nécessité. (Toujours en y joignant les adjectifs et les verbes qui s'y rapportent.

2° Noms des marchands vendant ces mêmes objets. (Horloger, tapissier, etc.

3° Boutique, magasin et leurs parties.

4° Noms des états se rapportant au transport des individus et des marchandises. Petits états, etc.

5° Parties d'une ville, monuments, lieux publics. Leur destination.

6° Campagne. Ses principales productions.

7° Ferme et ses parties.

8° Instruments aratoires.

9° Noms donnés à l'homme de la campagne selon sa position ou son genre de travail : propriétaire, cultivateur, fermier, laboureur, berger, etc.

10° Formes et accidents de terrain, plaine, montagne, vallée, rocher, précipice etc. et mots qui s'y rapportent. Pied, base, sommet, cîme, penchant, etc.

11° Forme et distribution naturelle des eaux : source, ruisseau, rivière etc.; et artificielle : bassin, étang, canal, etc., et les expressions qui s'y rapportent.

12° Accidents météorologiques. Vents, tempête, foudre, arc-en-ciel, etc.

13° Mots abstraits dérivants d'adjectifs ou de verbes déjà connus et exprimant une qualité ou un acte de l'esprit ou du cœur. — Intelligent, intelligence. Bon, bonté.

GRAMMAIRE PRATIQUE

OU DÉVELOPPEMENT DU DISCOURS PAR L'USAGE.

PRONOMS.

Compléter la série de chaque sorte de pronoms déja connus.
Y ajouter les pronoms possessifs : le mien, le tien, etc.

VERBES.

1° Connaissance du mode conditionnel au présent et au passé, et concordance de l'imparfait et du plus-que-parfait de l'indicatif avec le présent et le passé du conditionnel.

2° Connaissance du mode subjonctif au présent et à l'imparfait.

3° Conjugaison sous toutes les formes et à tous les temps.

PRÉPOSITIONS ET ADVERBES.

Compléter les prépositions et adverbes et n'omettre que ceux qui ne trouveraient pas leur emploi dans les sujets d'étude de la 3ᵐᵉ période.

Locutions adverbiales : tour-à-tour, sans faute, à l'avenir, pour toujours, etc.

CONJONCTIONS.

Encore, sinon, tantôt, soit, pourvu que, puisque, ainsi, donc, surtout, savoir, à moins que, etc.

EXERCICES DE L'INTELLIGENCE.

1° Thèmes où l'on ne donne des verbes qu'à l'infinitif, précédé de l'adverbe déterminant le temps où ils doivent être mis.

2° Dialogues sur les faits journaliers.

3° Petits récits écrits par l'élève après les avoir vu mimer en entier par le maître.

4° Emploi de la synonymie.

5° Analyse grammaticale au moyen de chiffres.

EXERCICES DE MÉMOIRE.

Textes de l'histoire sacrée et de la géographie appris par cœur, puis décomposés par la question.

Applications des expressions employées dans ces textes à des faits analogues ou différents.

COMPOSITIONS.

Leur donner plus de développement. Joindre à celles qui ont été précédemment indiquées le compte-rendu des promenades, visites faites ou reçues, évènements imprévus, sentiments et besoins de l'élève; enfin de tout ce qui est à sa connaissance et à sa portée.

Forme des compositions : récits, dialogues, lettres.

ÉTUDES SPÉCIALES.

Calcul. Système monétaire. Problèmes sur l'addition, la soustraction et la multiplication. Exercices préparatoires à la division.

Géographie. Introduction dans laquelle on ferait partir l'élève du point où il se trouve pour le conduire de proche en proche à la connaissance physique du globe et de ses grandes divisions.

Points cardinaux.

Division de la Belgique en neuf provinces.

Notions de civilité. Connaissance des usages relatifs à la politesse et aux principaux devoirs de société.

Articulation artificielle et lecture sur les lèvres.

Dessin.

Gymnastique.

ENSEIGNEMENT MORAL.

Vertus praticables dans les principales situations de la vie commune. Défauts et vices à éviter.

Avantages qui résultent d'une bonne conduite, pendant la vie et après la mort.

ENSEIGNEMENT RELIGIEUX.

Histoire sainte depuis la création jusqu'à la naissance de Moïse.

Faire ressortir la morale qui découle de l'Ecriture sainte. En tirer des exemples et en faire voir l'application dans les différentes circonstances de la vie.

QUATRIÈME ANNÉE.

Le vocabulaire s'étend, se complète et se termine par le tableau de l'échelle sociale qui en est comme le couronnement et la synthèse.

A la fin de cette année toutes les formes grammaticales devront être connues par l'usage ; mais on conçoit qu'il n'y a qu'une application fréquente et prolongée qui puisse les rendre familières au sourd-muet.

Il faudra donc l'y ramener souvent dans les deux années suivantes, et appuyer surtout sur les règles qui présentent le plus de difficulté.

DÉVELOPPEMENT DU VOCABULAIRE.

Développement du vocabulaire des années précédentes ; en outre :

1° Navigation, noms des principales embarcations, leurs parties et les objets dont on y fait usage.

2° Noms des marins selon les fonctions qu'ils remplissent.

3° Professions libérales : médecin, architecte, artiste, etc.

4° Professions qui concourent à l'ordre public, magistrats, militaires, etc.

5° Hiérarchie du personnel du gouvernement.

6° Hiérarchie ecclésiastique.

7° Eglise et ses parties (nef, chœur, chapelles, etc.)

8° Objets à l'usage du culte et de ses ministres.

9° Résumé : tableau de l'échelle sociale.

GRAMMAIRE PRATIQUE

OU DÉVELOPPEMENT DU DISCOURS PAR L'USAGE.

Faire connaître les temps de la conjugaison, ainsi que les prépositions, adverbes, conjonctions, locutions adverbiales, idiotismes, dont il n'a pas encore été parlé, en un mot compléter le développement des formes grammaticales.

EXERCICES D'INTELLIGENCE ET COMPOSITIONS.

1° Continuation des anciens exercices.

2° Exercices sur la concordance des temps entre eux.

3° Récits, narrations, dialogues sur les sujets que les circonstances fournissent et dans lesquels l'élève est tenu d'exprimer ses sensations, ses sentiments, de porter un jugement, d'émettre une opinion.

4° Emploi de la synonymie ; après la lecture d'un fait, le rendre à nouveau en employant des expressions nouvelles.

5° Prenant pour cadre les tournures de phrases et les expressions principales d'un récit, traiter dans ces conditions un sujet nouveau.

6° Développement du style épistolaire appliqué à l'expression des besoins de l'élève, àses relations de famille, etc.

EXERCICES DE MÉMOIRE.

Textes de l'histoire sainte et de géographie appris par cœur et répétés par le langage mimique et par écrit.

ÉTUDES SPÉCIALES.

CALCUL. Connaissance des poids et mesures.

Division.

Problèmes dont la solution exige l'emploi des 4 opérations.

GÉOGRAPHIE. Géographie de la Belgique.

Principales productions de chacune de ses provinces.

Industries particulières à chacune de ses villes principales.

Histoire naturelle. Notions les plus intéressantes sur les principaux animaux.

Civilité. Explications de certains usages, en remontant à la pensée première qui les a fait adopter.

Articulation artificielle et lecture sur les lèvres.

Dessin.

Gymnastique.

ENSEIGNEMENT MORAL.

Vertus spéciales aux diverses positions sociales et défauts contraires.

Bonheur et adversité ; vertus praticables dans ces situations.

Influence de ces vertus et de ces défauts sur la situation physique et morale de l'homme.

ENSEIGNEMENT RELIGIEUX.

Histoire sainte. Mission de Moïse. Etablissement des Israélites dans la terre sainte. Notions succintes sur les juges, les rois, la captivité, les prophètes.

Vie abrégée de J. C., servant d'introduction au catéchisme. Exemples tirés de l'Ecriture sainte et maximes propres à nous diriger dans la pratique de la vie.

CINQUIÈME ANNÉE.

La position exceptionnelle du sourd-muet au sein de la société lui rend plus nécessaire qu'à tout autre la patience et la résignation chrétiennes : nous considérons donc l'instruction religieuse comme la partie la plus importante de notre tâche.

Préparé par quatre années d'études, habitué à la réflexion par les nombreux exercices que nous avons énumérés, initié à la connaissance de Dieu dont les principaux attributs ressortent naturellement du tableau de la nature qui vient de se dérouler sous ses yeux, notre sourd-muet est désormais en état de recevoir les dernières instructions qui lui permettront d'approcher avec toute l'intelligence, tout le fruit désirable, du sacrement de l'Eucharistie.

Toutefois, tout en fesant de l'enseignement religieux l'étude spéciale et dominante de la cinquième année, nous entendons faire servir le dogme et les devoirs du chrétien de matière à des exercices de vocabulaire et de grammaire pratique destinés à continuer et à compléter nos études des années précédentes.

ETUDE SPÉCIALE ET DOMINANTE.

Enseignement religieux. Catéchisme, préparation à la première communion.

En outre :

Développement du vocabulaire et grammaire pratique.

Exercice et composition sur l'ensemble de ces deux sujets entièrement épuisés dans le cours des quatre périodes antérieures.

ETUDES SPÉCIALES.

Calcul. Fractions.

Géographie. L'Europe, ses divisions par Etats ; mers, golfes, détroits, fleuves, etc.

Notions sur les différentes contrées, productions, industrie, gouvernement, etc.

Histoire sainte. Développement des notions communiquées les années précédentes.

Notions d'histoire naturelle. Continuation.

Articulation artificielle et lecture sur les lèvres.

Dessin.

Gymnastique.

SIXIÈME ANNÉE.

Dans le cours de cette 6e année, nous nous efforçons de compléter les notions communiquées précédemment , de fortifier le sens moral de l'élève et de le préparer à entrer dans le monde où il est appelé à vivre.

Dans ce but, nous mettons sous ses yeux le tableau des devoirs du citoyen, de ses obligations envers l'État, et des principales lois relatives à la propriété ainsi que les peines réservées à ceux qui les transgressent. Cette dernière tâche accomplie, nous croyons avoir fait tout ce qui est en nous pour que nos élèves , rendus à la famille et à la société, y suivent la voie droite et s'y conduisent comme il convient à d'honnêtes gens et à de bons et laborieux ouvriers.

Développement du vocabulaire et grammaire pratique.

Mêmes exercices que l'année précédente.

GRAMMAIRE THÉORIQUE.

L'élève connaît toutes les règles de la grammaire par l'usage.

Le présent cours consistera à représenter par ordre et autant que possible par tableaux synoptiques toutes les parties du discours, et toutes les règles grammaticales ; en appuyant principalement sur celles qui présentent le plus d'importance et de difficulté, et de manière à lui rappeler d'un seul coup d'œil l'ensemble et les diverses parties de la science.

EXERCICES ET COMPOSITIONS.

Ils doivent tendre à faire employer le plus fréquemment possible par l'élève seul toutes les formes du langage.

Pour le choix des compositions individuelles, il serait utile de consulter la position future de l'élève, afin de l'exercer à l'expression des pensées qui lui seront le plus familières.

ETUDES SPÉCIALES.

Calcul. Règle de trois et ses applications aux opérations commerciales.

Géographie. Asie, Afrique, Amérique, Océanie.

Mers, fleuves, etc., division par contrées, productions, caractères des peuples qui les habitent, etc.

Histoire. Abrégé de l'histoire de Belgique.

Articulation artificielle et lecture sur les lèvres.

Dessin.

Gymnastique.

NOTIONS UTILES A LA SANTÉ ET A LA CONDUITE DE L'ÉLÈVE DANS LE MONDE OU IL VA ENTRER.

1° Hygiène. Notions premières précédées de quelques leçons sur l'organisation intérieure de l'homme, qui aideront à les mieux saisir..

2° Indication des magistrats et officiers publics auxquels on doit s'adresser dans les principales circonstances de la vie.

3° Notions indispensables sur les principales charges à supporter par chaque individu (droits, impôts) et sur l'obéissance que chacun doit à certaines autorités.

4° Principales lois relatives à la propriété, à la liberté de disposer de son bien et à la situation particulière que la loi fait au sourd-muet en matière de testament et d'héritage.

5° Principales lois relatives à la pénalité.

6° Notions indispensables sur les transactions commerciales, obligations souscrites et leurs suites.

B. SECTION DES AVEUGLES.

COURS D'INSTRUCTION PRIMAIRE..

Mettant à part la connaissance des instruments et des procédés particuliers destinés à rendre sensibles au tact les notions que nous percevons par le sens de la vue, la marche à suivre dans l'éducation des aveugles ne diffère pas essentiellement de celle qui est en usage pour les enfants ordinaires.

Comme pour ces derniers, l'enseignement se divisera en deux sections :.

Instruction primaire , comprenant la lecture, l'écriture, le calcul élémentaire, la grammaire française, la géographie, l'histoire sainte, l'histoire nationale, la musique vocale.

Instruction supérieure. Rhétorique, philosophie, géographie politique, histoire générale, géométrie, physique et cosmographie, notions de droit public et privé d'économie politique, etc. musique instrumentale, harmonie et composition.

De ces deux parties de l'enseignement, la première seule figurera au programme qui va suivre : l'instruction supérieure étant réservée aux élèves qui font preuve d'une aptitude extraordinaire et peuvent prétendre à une culture intellectuelle plus étendue.

En général, le but que nous nous proposons est de donner aux aveugles une bonne éducation primaire et surtout de leur inculquer des principes de saine morale, le sentiment des devoirs, et des idées religieuses qui les aident à supporter les privations. et les ennuis résultant de leur infirmité.

Une foule de faits concourent à démontrer que, chez quelques aveugles, les organes, des sens qui leur restent ont acquis par une étude constante une aptitude telle, qu'ils suppléent au sens de la vue dans ses fonctions les plus importantes.

Ainsi, nous voyons des aveugles se diriger à travers le dédale de nos rues, reconnaître les formes des objets, en apprécier le volume, le poids, la matière, etc.

Cette étonnante habileté dans l'usage des organes dont ils disposent vient de ce qu'ils sont doués naturellement d'un esprit observateur et réfléchi, ou bien de ce que leur position a été telle qu'ils ont dû compter davantage sur eux-mêmes pour se procurer les choses qui excitaient leurs désirs.

Ces aveugles si clairvoyants, si l'on peut s'exprimer ainsi, sont donc des exceptions assez rares.

La plupart vivent dans une dépendance complète de ceux qui les entourent ; inhabiles à se diriger, indécis sur la nature des faits qui se passent autour d'eux, ils s'habituent à l'inaction et finissent par s'y complaire.

Bientôt, leurs membres raidis deviennent impropres à tout acte un peu compliqué ; la maladresse, la faiblesse, la gaucherie au physique, la défiance au moral, sont pour eux les résultats certains de la privation du sens de la vue.

On a dû songer aux moyens de prévenir ces résultats et de diminuer jusqu'à un certain point les servitudes et les inconvénients de la cécité.

Qu'on excite donc l'aveugle à étendre continuellement sa sphère d'activité ; à agir et à se mouvoir seul ; à se mettre en rapport avec les objets qui l'entourent, à étudier, au moyen du tact, de l'ouïe, du goût, de l'odorat, leur nature et leurs propriétés ; à s'habituer enfin à manier toutes sortes d'instruments, en résultât-il quelques accidents légers qui seront, du reste, autant de leçons profitables à son expérience.

Pensons que les ténèbres sont l'état naturel de l'aveugle-né, qu'il s'y meut depuis son enfance, et qu'il est, dit M. Dufau, bien plus que nous ne le croyons, pourvu des moyens de se mouvoir aisément au sein de cette nuit pour lui perpétuelle.

Ces considérations démontrent la nécessité d'une éducation spéciale aux aveugles et qui consistera, selon la définition du savant directeur de l'Institut de Paris, à leur apprendre un emploi plus étendu, plus sûr et plus varié des organes qui servent chez eux d'intermédiaires aux sensations.

Tel est l'objet des exercices qui figurent au programme sous le titre d'éducation physique.

Ce n'est à vrai dire qu'un essai ; mais l'expérience aidant, nous espérons être bientôt à même d'étendre et de régulariser cet enseignement qui doit contribuer si efficacement à accroître la somme des acquisitions intellectuelles ainsi que la puissance des organes de la sensibilité chez nos élèves.

Il est enfin un article de notre programme qui surprendra peut-être au premier abord, mais qu'une observation attentive du tempéremment et de la manière d'être des aveugles-nés justifie pleinement.

Nous voulons parler de l'enseignement de la gymnastique.

Il n'est personne qui n'ait remarqué la tendance des aveugles à l'inactivité et les habitudes vicieuses du corps qu'ils contractent, à ce point, qu'avec l'âge, ils deviennent parfois entièrement contrefaits.

Leur insouciance de toute tenue s'explique facilement ; c'est parce qu'on se voit soi-même qu'on s'astreint à la gêne des attitudes convenables.

Qu'importe à l'aveugle que son corps se courbe ou se déjette ? qu'en sait-il même ? c'est à coup sûr la moindre de ses préoccupations.

Toutefois, sa santé souffre du défaut d'exercice. Il n'est pas rare de voir se développer chez ces enfants des affections de poitrine qui mettent leur vie en danger ; et cette singulière maladie dont l'aveugle-né Blacklock a décrit les symptômes, ce *Tædium vitæ*, comme l'appelle **M.** Dufau, sorte d'abattement moral auquel ils succombent quelquefois.

Une gymnastique appropriée à leur état, graduée avec sagesse et entourée de toutes les précautions que la prudence peut suggérer, devra donc exercer sur leur constitution l'influence la plus heureuse, accroître leurs forces, rectifier leur tenue et remplacer par l'assurance et la souplesse, la raideur automatique et disgracieuse dont tous leurs mouvements sont empreints.

COURS

D'INSTRUCTION PRIMAIRE POUR LES AVEUGLES.

PROGRAMME.

PREMIÈRE ANNÉE.

LECTURE.	Livres en relief (points saillants).
	Livres en relief (caractère vulgaire).
ÉCRITURE.	En points saillants.
CALCUL.	Connaissance des chiffres en relief.
	Numération.
HISTOIRE SAINTE.	Depuis la création jusqu'à Moïse.
RELIGION.	Prières. Commandements de Dieu et de l'Eglise.
ÉDUCATION ET MORALE.	Voir le programme à l'usage des sourds-muets.
GYMNASTIQUE.	

DEUXIÈME ANNÉE.

ÉCRITURE AU CRAYON.	(Typhlographe).
GRAMMAIRE FRANÇAISE.	Leçons apprises par cœur.
	Thèmes sur les différentes parties du discours.
	Conjugaisons.
	Analyse grammaticale.

CALCUL.	Les 4 premières règles. Problèmes. Calcul mental.
GÉOGRAPHIE.	Description de la Belgique et de l'Europe. Connaissances des cartes par le toucher.
HISTOIRE SAINTE.	Depuis Moïse jusqu'à la naissance de J.-C.
MUSIQUE.	Système de notation musicale en points saillants. Solfège.
CIVILITÉ, ÉDUCATION ET MORALE.	Voir le programme des sourds-muets.
RELIGION.	Première partie du catéchisme.
GYMNASTIQUE.	

TROISIÈME ANNÉE.

ÉCRITURE AU CRAYON.	(Typhlographe).
SYNTAXE.	Leçons apprises par cœur. Analyse grammaticale et logique. Thèmes sur les difficultés de la syntaxe. Synonymie. Petite amplification sur un sujet donné.
CALCUL.	Système décimal. Fractions.
GÉOGRAPHIE.	Notions de statistique. Commerce, industrie, population, mœurs, gouvernement, etc., pour la Belgique et les principales contrées de l'Europe.
HISTOIRE SAINTE.	Histoire de la vie de J.-C.

HISTOIRE NATIONALE.	Notions générales sur les diverses grandes époques de l'histoire ancienne, pour servir d'introduction a l'histoire de la Belgique.
HISTOIRE NATURELLE.	Premiers éléments.
MUSIQUE.	Solfège.
ÉDUCATION ET MORALE.	Comme au progr. des sourds-muets.
RELIGION.	Catéchisme (seconde partie).
GYMNASTIQUE.	

QUATRIÈME ANNÉE.

GRAMMAIRE.	Mêmes exercices que l'année précédente. Donner plus d'extension aux compositions et aux exercices de synonymie.
CALCUL.	Proportions et opérations commerciales.
GÉOGRAPHIE.	Nomenclature des cinq parties du monde et détails statistiques qui s'y rapportent.
HISTOIRE.	Histoire de la Belgique jusqu'à nos jours.
NOTIONS D'HISTOIRE NATURELLE.	
MUSIQUE.	Solfège.
RELIGION.	Préparation pour la 1re communion.

ÉDUCATION PHYSIQUE.

Exercices ayant pour but d'apprendre aux aveugles à faire un emploi plus étendu, plus sûr et plus varié des organes qui servent chez eux d'intermédiaire aux sensations.

TOUCHER.

Notions de formes perçues par le tact.

Arêtes. Droite, courbe, brisée. Horizontale, verticale, perpendiculaire, oblique, parallèles. Angles : droit, aigu, obtus.

Figures. Triangle, carré, losange, trapèze, parallélogramme, polygone, etc. Cercle, ovale, etc.

Dimensions. Longueur, largeur, hauteur, profondeur. Circonférence, etc.

Solides. Tétraèdre, cube, pentaèdre, hexaèdre, etc. Parallélipipède, prisme, pyramide. Sphère, cylindre, cône, etc,

Notions de poids, de volume, de consistance, de souplesse résultant de l'examen par le toucher des objets qui forment notre collection.

Distances et dimensions. Moyens de les constater. La main, le pas, le pied, l'aune, le mètre et leurs divisions.

Proximité du feu appréciable par le degré de chaleur qu'il répand.

Connaissance du corps humain. En se palpant, les aveugles prendront une idée des formes et des proportions du corps, des membres, du visage.

Divers indices permettant de reconnaître par le toucher le sexe, l'âge, l'état sain ou maladif, la force ou la faiblesse de l'individu.

Faire remarquer les changements de formes produits dans les traits du visage par l'expression des sentiments, comme la joie, la douleur, la colère, etc.

Règne animal. Faire examiner à l'élève un ou plusieurs individus comme types de chacune des grandes divisions de ce règne. Quadrupèdes, oiseaux, poissons, etc.

Règne végétal. Faire examiner le plus de plantes qu'on pourra et en profiter pour donner quelques notions sur les parties qui les composent.

Règne minéral. Examiner les échantillons qui sont en notre possession sous le rapport de la forme, du poids, du volume, etc.

Impressions tactiles perçues par la peau du visage.

Variations atmosphériques. Température. Jour et nuit. Temps calme, orageux, humide. Vitesse du vent. Indications qu'on peut tirer de l'agitation de l'air.

OUIE.

Musique.

Théorie des vibrations sonores.

Notions d'âge et de sexe.

De la disposition morale des individus par les diverses inflexions vocales. La bienveillance, la joie, la douleur, l'émotion, la colère, le doute, l'hésitation, la franchise, la ruse, le mensonge ont des notes qui leur sont particulières et que l'aveugle doit savoir reconnaître.

Notions de distance par le plus ou moins d'intensité du bruit des pas ou du son de la voix.

Reconnaître au son de la voix la place occupée par la personne qui parle.

Par le bruit des pas, la direction qu'elle prend, le lieu où elle s'arrête, etc.

Formes, plénitude et matière d'un vaisseau par le son qu'il rend quand on le heurte et par le bruit que fait en tombant le liquide qu'on transvase.

Cris des animaux.

Bois, métaux, verre, étoffe, etc. Leur identité constatée par le son qu'ils rendent.

Etude de tous les bruits, soit naturels, soit produits par un agent animé et leur signification.

Leurs différents degrés d'intensité selon le calme de l'atmosphère, selon la position plus ou moins élevée qu'on occupe. En hiver et en été, pendant la gelée et pendant le dégel, la nuit et le jour.

Transmission du son par les corps solides.

Manière d'entendre les sons à une grande distance.

Écho.

GOUT.

Aliments et boissons, ingrédients qui entrent dans leur préparation.

Diverses substances minérales pouvant être distinguées par leurs saveurs.

ODORAT.

Aliments, fleurs, bois. Lieux où l'on se trouve.
Odeurs particulières à certains animaux.
       Id.   à certaines substances minérales.

NOTIONS OBTENUES A L'AIDE DES QUATRE SENS RÉUNIS.

Monnaies. Leur matière, leur poids, leur valeur.
Notions de localité et de direction.

Exercer l'élève d'abord dans l'intérieur de l'établissement, puis dans les promenades au dehors, à reconnaître les lieux où il se trouve :

Par la sonorité du terrain qui en fait connaître la nature ;

Par les courants d'air qui indiquent si l'on est dans un espace découvert, une allée, une galerie, etc. ;

Par le son de la voix, les échos, les bruits dont le caractère peut aider à découvrir si le lieu est vaste ou limité, habité ou désert, etc. ;

Par les observations faites au moyen de la main et du pied qui indiqueront si le terrain est plane ou montueux, dans quelle direction il s'incline, s'il est aride ou cultivé, etc. etc.

Direction. Habituer l'enfant à marcher dans une direction donnée.

Remarques tendant à faire retrouver le point vers lequel on marchait après avoir été détourné de la route.

Manière d'atteindre seul un but vers lequel on a marché une fois en compagnie d'un guide.

Enseignement Industriel.

Nous avons déjà fait ressortir toute l'importance du travail manuel pour les sourds-muets. Elle n'est pas moindre en ce qui concerne les aveugles. Aussi regardons-nous l'apprentissage d'un métier comme le complément obligé de l'éducation des uns et des autres.

Des ateliers de tailleurs et de cordonniers établis dans l'Institution même permettent aux sourds-muets d'acquérir la connaissance et la pratique de ces deux métiers.

En outre, les élèves qui montrent une aptitude particulière peuvent être appliqués à toute autre profession d'un ordre plus élevé chez des maîtres demeurant en ville.

C'est ainsi que nous avons formé des ciseleurs, des graveurs lithographes, des compositeurs d'imprimerie, etc.

Quant aux aveugles, ils sont occupés dans l'intérieur de l'établissement : les garçons à des travaux se rapportant à l'art du tailleur et à celui du cordonnier ; les filles à tous les ouvrages d'aiguille, dans lesquels elles rivalisent d'adresse avec les sourdes-muettes leurs compagnes.

L'art du tourneur, la vannerie, le tissage, la corderie conviendraient mieux sans doute aux garçons aveugles. L'intention de la Commission administrative est d'introduire dans l'institution quelqu'une de ces industries.

Malheureusement, les ressources bornées de l'établissement ont mis jusqu'à présent obstacle à la réalisation de ces vues.

Espérons que la situation financière venant à s'améliorer lui, permettra bientôt de combler cette lacune.

Année scolaire 1858—1859.

EMPLOI DU TEMPS.

LE MATIN.		LE SOIR.	
A 6 heures.	Lever et prières.	A 2 heures.	Classes.
7	Déjeûner et récréation.	4	Goûter, récréation.
7 1/2	Entrée aux ateliers.	4 1/2	Entrée aux ateliers.
10	Classes.	6	Etude.
12	Dîner, récréation.	7	Souper et récréation.
1	Leçon d'articulation ou de dessin.	9	Prières et coucher.

Les Jeudis.

A 10 heures	Classes.	A 4 1/2 h.	Gymnastique (jeudi et samedi).
2 (en hiver).	Promenade.	5 (en été).	Promenade.

Les Dimanches.

A 8 1/2 ou 9 heures.	Offices.	A 3 heures.	Vêpres, salut.
4 (en hiver).	Promenade.	5 (en été).	Promenade.

Année scolaire 1858—1859.

TABLEAU DES COURS.

JOURS.	CLASSES DU MATIN.	CLASSES DU SOIR.	ETUDE.
Lundi.	Etude de la langue, grammaire française, conjugaison, dictées, Exercices, etc.	Articulation, compositions originales, calcul.	Etude des leçons et rédaction des devoirs donnés par le maître.
Mardi.	Idem.	Dessin, études spéciales, calcul.	Idem.
Mercredi.	Idem.	Articulation, enseignement religieux.	Etude du catéchisme.
Jeudi.	Enseignement religieux.	Dessin, gymnastique.	
Vendredi.	Etude de la langue, grammaire française, conjugaison, dictées, exercices, etc.	Articulation, compositions originales, calcul.	Etude des leçons et rédaction des devoirs donnés par le maître.
Samedi.	Etudes spéciales, géographie.	Concours, distribution des places, dessin, gymnastique.	Idem.

Statistique des élèves (1848—1858).

	NOMBRE DES ÉLÈVES au 1er janvier.	GARÇONS.	FILLES.	SOURDS-MUETS.	AVEUGLES.	ÉLÈVES ADMIS PENDANT L'ANNÉE.		ÉLÈVES SORTIS.	
						Garç.	Filles.	Garç.	Filles.
1848	37	24	13	33	4	2	4	2	4
1849	37	24	13	36	1	1	1	2	3
1850	34	23	11	34	0	4	0	2	1
1851	35	25	10	34	1	8	7	4	1
1852	45	29	16	42	3	2	2	2	1
1853	46	29	17	42	4	1	3	5	0
1854	45	25	20	42	3	1	2	7	5
1855	36	19	17	33	3	4	3	1	0
1856	42	22	20	39	3	3	2	1	1
1857	45	24	21	41	4	3	1	4	2
1858	43	23	20	36	7	5	2	4	4(*)

(*) Jusqu'au mois de novembre.

Situation financière de l'Institut Royal des Sourds-Muets et des Aveugles au 31 déc. 1857.

NOMBRE DES ÉLÈVES

INTERNES.		EXTERNES		
Garçons.	Filles.	Garçons.	Filles.	Total des élèves.
23	21	1	»	45

RECETTES.

Reprises de l'année précédente.	Biens fonds, rentes, dotations.	Arrérages.	SUBSIDES ANNUELS			PENSIONS ET TROUSSEAUX PAYÉS PAR						Souscriptions et collectes.	Recettes extraordinaires.	TOTAL DE LA RECETTE.
			de l'État.	de la province de Liége.	de la ville de Liége.	l'État.	les provinces.	les communes.	les hospices.	les bureaux de bienfaisance.	les parents ou tuteurs.			
612 38	» »	» »	4000	1500	1500	3516 14	3558 14	7545 69	» »	» »	220 55	2551 48	5553 10	30557 48

DÉPENSES.

Reprises de l'année précédente.	Traitements des profrs et de l'institutrice.	Appoint des surveillants et chefs d'atelier.	Nourriture, chauffage et blanchissage des internes.	Frais d'habillements.	Éclairage au gaz.	MATÉRIEL		Infirmerie.	Bâtiments, jardin et mobilier.	Charges.	Dépenses administratives.	Dépenses extraordinaires et imprévues.	TOTAL DE LA DÉPENSE.
						des classes.	des ateliers.						
» »	5493 92	945	16086 76	1824 08	373 50	186 54	54 63	97 60	1458 37	203 85	368 23	3859 45	30948 95

L'exercice 1857 se clot donc par un déficit de 391 frs. 47 c.

LISTE GÉNÉRALE

DES SOUSCRIPTEURS.

VILLE DE LIÉGE.

NORD.

Aerts , notaire.
Baudrihaye, Gilles.
Chaudoir , Eugène.
Collette, Victor, fab. d'armes.
Damry, Mlles, négociantes.
Dewaide, orfèvre.
Distexhe, Mlles, négociantes.
Dubois, Charles, banquier.
Dusart, notaire.
Duvivier–Sterpin, libraire.
Fassin, Alphonse, imprimeur.
Firquet–Janssens, négociant.
Francotte, Barthélemi, nég.
Frésart, père, banquier.
Gilkinet, notaire.
Gille, conduct. des Ponts et Ch.
Gilman, avocat.

Grady (de) Mme.
Grisard, Lambert.
Lambinon–Martiny.
Latour, négociant.
Lemmens, brasseur.
Libotte–Ryba, négociant.
Nossent-Becasseau, avocat.
Oury, banquier.
Pétry, fabricant d'armes.
Requilé, mécanicien.
Sauvage-Vercour (de) .
Systermans, curé de St-Antoine.
Vanzuylen, Louis.
Lemille.
Lhoest.Judon.
de Loëts de Trixhe.

OUEST.

André, vicaire de Ste. Croix.
Bailleux, avocat.
Beauvoir Mme (de)
Behr (de), 1er président.
Blochouse, Mlle.
Bouhtay, général en retraite.
Burnay, directeur de l'enregis-
    trement.
Dardespinne, négociant.
Dawans-Francotte.
Davreux, agrégé à l'université.
Defize, greffier.
Dejardin, pharmacien.
Delame-Delhez, négociant.
Dessain, imprimeur-libraire.
Drion, Greffier du juge de paix.
Dumont, notaire.
Fergusson, Auguste.
Francotte-Dardespinne.
Francotte Pieltain.
Henrotay-Dejaer.
Hubin, Mlles, chefs d'institution.
Keppenne, Félix.

Labye, rentier.
Lacroix-Minette.
Loomans, professeur.
Massart, conseiller à la cour
    d'appel.
Minette, de Lhonneux, veuve.
Noé, Am. avoué.
Ophoven, juge de paix.
Philips, frères, négociants.
Renard, Mme, née Dewandre.
Rigaux, Félix-Victor.
Robert, Théodore.
Robert, Nicolas.
Rodberg, Charles.
Romsée, J.-J.
Stembert (de), Lambert.
Thiriart, Mélanie.
Vigoureux, Madame.
Wasseige.
Wathour, avoué.
Watrin-Simon, conseiller com-
    munal.
Wittert, Mme la baronne.

SUD.

Aucion, fabricant d'armes.
Ansiaux, Jules, oculiste.
Arnould, administrateur hono-
    raire de l'Université.
Begasse, Charles, fabricant.
Benekens, marchand tailleur.

Begasse, Joseph.
Beyne, Denis.
Biar, notaire.
Borguet, entrepreneur.
Bormans, prof. à l'université.
Bourdoux-Férier, négt.

Brasseur, prof. à l'université.
Briart, Mlle.
Brixhe, Général en retraite.
Bronne, vérificateur de l'enregistrement.
Capitaine, U.
Chapelle, greffier.
Charlier, marchand tailleur.
Chaudoir-Bussy.
Chockier, fils, avocat.
Closset (de) Mme. V^e.
Closon et sœurs, négociants.
Closon, horloger.
Closon, médecin.
Closset, échevin.
Collége St.-Servais.
Collet Mlle, rentière.
Collinet, avoué.
Collinet.
Colson, Lambert.
Corbesier, Urbain.
Corthouls, conseiller.
Couclet, Georges, rentier.
Coune, Maximilien (de)
Coune, avoué.
Cralle, avocat.
Cruls, M^e V^e, rentière.
Dalimier.
Dandrimont, N^e V^e.
Darbfontaine, Contrôleur.
Dayeneux, receveur communal.
Degueldre, marchand tailleur.
Dejaer (M^e V^e), née Grisard.
Dejardin Mme V^e et sa sœur.
Dejardin de Cheratte, cand.-not.

Dejardin, Henri, brasseur.
Delbouille, avocat.
Delvaux, id.
Delvaux, marchand de bois.
Demet, Mme V^e, rentière.
Demonceau.
Denoël-Dormal.
Depas, docteur.
Deponthière, fils, rentier.
Deprez-Delhez.
Dereux, avocat.
Desoer, imprimeur.
Dethier, ancien échevin.
Didier, conseiller.
Doreye, avocat général.
Dubois, fabricant de cartes.
Duvivier, curé de St.-Jean.
Eberhard, avoué.
Ernst, conseiller.
Fabri-Rossius, avoué.
Fassin, professeur.
Fincœur-Fleury, négociant.
Fleussu, conseiller.
Forgeur-Dupont, avocat.
Forir, professeur.
Frésart, Jules.
Frésart, Émile.
Fuss, professeur.
Gerard-Jamme.
Gerard, Mlle Eugénie.
Gerard, horloger.
Gernaert-Donceel, ingénieur.
Ghaye, fils, fab. de chapeau,
Gloesener, professeur.
Goeswin, (de).

Goflin, Mme.
Goffinet, chanoine.
Gordinne, négociant.
Gotale, chanoine.
Grandjean, M^e V^e.
Lhoest, cond. des ponts et chaus.
Grandgagnage de Schiervel.
Hamal, avocat.
Hanen-Streel, M^e V^e.
Hennequin, M^e V^e.
Horne, bijoutier.
Hubert-Masset, avoué.
Idatte, horloger.
Travers, Mme la baronne.
Janssen-Leclercq, négociant.
Jardon-Renard, M^e V^e.
Jerôme, M^e V^e.
Jonniaux, M^e V^e.
Keppenne, avoué.
Kerstenne, négociant.
Kleinermann, médecin.
Kupfferschlaeger.
Lagasse, marchand plombier.
Laguesse, sous-ingénieur.
Lambinon, notaire.
Lambinon, ex-échevin.
Laminne-Bex (de).
Lebidart (de), subst.
Lechat, Charles, négociant.
Lecocq, avocat général.
Lejeune-Closset.
Lepage, Hubert.
Le Roy, professeur à l'univers.
Lesoinne, M^e V^e.

Lhoest, fab. de papiers peints.
Lhoest-Judon, négociant.
Lhonneux, membre de la déput·
Lombard.
Longrée-de Theux.
Macar (de), gouverneur.
Magis-Ghisens.
Maquinay-Grisard.
Maquinay, Victor.
Marchot, M^e V^e.
Massart-Fincœur.
Méan, (comte Eugène de)
Merci-Argenteau, Mlle (de)
Midavaine, médecin.
Mockel, Adolphe, avocat.
Mockel, id. pour un anonyme.
Mockel, id. pour un 2° id.
Moffaert, d'Ouchenée, (baron)
Mouseur, Louis, marchand tapissier.
Montagu (de), garde général des forêts.
Montpellier (de), évêque de Liége.
Morsomme, industriel.
Mouton, Paschal.
Nagelmackers, banquier.
Nagelmackers-Orban.
Neuville, Edouard.
Neven, vicaire général.
Orban-Rossius, M^e V^e.
Orban, Gustave.
Otreppe de Melotte (d')
Oultremont, (d') c^{te}, Théodore.
Peltser, Mme.

Peltser, Mlle.

Peltier, insp. prov. de l'inst. primaire.

Perard-Duvivé.

Perard, fils aîné.

Pety, conseiller.

Piercot, ex-bourgmestre.

Pirlot, Félix.

Pirson, négociant.

Poncelet, avoué.

Potesta (de), conseiller.

Potesta (Mme la baronne).

Prost-Jonnjaux, négociant.

Rassenfosse-Brouet, négociant.

Renard, Henri.

Renkin, Dieudonné.

Remacle, Jacques.

Renkin, Hyacinthe.

Richard-Lamarche.

Robert-Brabant, Mme V^e.

Rocour-Fassin, négociant.

Rolly, (baron de), rentier.

Rossius-Orban, (de) consul des Pays-Bas.

Rousselière, (de la), baronne.

Rousseaux, directeur des contributions.

Ryckel, (baron de).

Schwan.

Schaetzen, conseiller.

Selys-Longchamps (de).

Simonis, Albert, industriel.

Simons, notaire.

Société pour l'éclairage au gaz.

Spiertz, reutier.

Spring, professeur à l'université.

Stassens, chanoine.

Stembier-de Videux (de).

St.-Paul de Sinçay.

Tart, négociant.

Termonia, Mlle.

Thonon, avoué.

Tilmant, maître d'hôtel.

Thiriart (la baronne de).

Vanhulst, avocat.

Vercken, procureur du roi.

Vercken, lieutt, industriel.

Vercken, négociant, tailleur.

Verninck, Mme.

Vertbois, juge.

Villenfagne (de), baron Louis.

Visschers-Dubois, Mme V^e.

Visschers, Charles.

Vivario-Plomdeur.

Warnotte (de).

Wellekens, ingénieur en chef.

Werixhas, D.-D.

Wethnall (Baron).

EST.

Bertrand, vicaire de St.-Nicolas. Borguet, docteur en chirurgie.

Blase-Closon, négociant.
Blavier.
Cox-Lahaye.
Dartois, Jacques.
Dawans, Adrien.
Defize-Somers, veuve.
Defize, cond. des mines.
Deliége-Requilé, Jacques, fabricant.
Demeuse, médeçin.
Dossin, Henri.
Dumont-Magis.
Dumont-Francotte, M^e V^e.
Falise, industriel.
Francotte, Clément.
Frankinet, Mlle.
Fetu-Defize, fabricant de cartes.

Gillet, vice-président du tribunal.
Jamolet-Simonis.
Joassart, Lambert.
Kaiser-Jamme.
Peurette – Dartois, distillateur.
Raskin, Isidore.
Raskin, Antoine-Joseph.
Robert-Brabant, cons. communal.
Somers-Bosard, négociant.
Trasenster-Beaujean.
Wilmart, médecin.
Ziane-Ernst, marchand-tanneur.

JEMEPPE.

Beer-Baré, ingénieur.
Duchesne, Pierre-Antoine.
Fastré, frères, brasseurs.

Lasseau, (de), rentier.
Velez, Mme V^e, négociante.

SERAING.

Collard – Trouillet (de), propriétaire.
Dawance, brasseur.

Frankignoulle, greffier.
Nef (de).

TILLEUR.

Elias, Lambert, industriel.

Watrin-Dardespinne, rentier.

LOCALITÉS DIVERSES.

Grégoire, conseiller d'État à Vischers, Directeur de l'ad-
  La Haye.   minist. des mines, à Bruxelles.
Jamart, rentier, à Ans.

N. B. Les personnes charitables qui auraient l'intention de contribuer, pour une part si minime qu'elle soit, à l'entretien de l'Institut,
sont priées de s'adresser, soit au Directeur-économe de l'établissement, soit à l'un des membres de la Commission administrative, ou
directement à M. le juge FALLOISE, *Trésorier,* rue du Pont, 42, à Liége.